KETO DIÄT 2022

DIE KÖSTLICHSTEN REZEPTE FÜR IHR FRÜHSTÜCK UND MITTAGESSEN, UM SCHNELL GEWICHT ZU VERLIEREN

KARL WEBER

Inhaltsverzeichnis

Einführung..8
Ketogene Rezepte zum Frühstück..12
   Erstaunliches Frühstück in einem Glas................................13
   Leckere Hühnchen-Quiche..15
   Leckeres Steak und Eier..17
   Erstaunliches Hühneromelett..19
   Einfache Smoothie-Schüssel..21
   Feta Omelett..23
   Frühstück Hackbraten..25
   Frühstück Thunfischsalat..27
   Unglaublicher Frühstückssalat in einem Glas.....................29
   Leckeres Naan-Brot und Butter..31
Ketogene Rezepte zum Mittagessen..33
   Mittagessen Caesar Salat..34
   Mittagessen Tacos..36
   Leckere Mittagspizza..38
   Einfache Pizzabrötchen..40
   Leckeres Mittagsgericht...42
   Leckeres mexikanisches Mittagessen..................................45
   Gefüllte Paprikaschoten zum Mittagessen..........................47
   Spezielle Lunch Burger..49
   Anderer Burger...51
   Leckeres Zucchini-Gericht...54
   Speck-Zucchini-Nudelsalat..56
   Erstaunlicher Hühnchensalat..58
   Unglaublicher Steak Salat...60
   Fenchel-Hühnchen-Mittagssalat...64
   Einfach gefüllte Avocado...66
   Pesto Hühnersalat..68
   Leckerer Mittagssalat...70
   Einfache Mittagessen Crab Cakes..73
   Einfache Mittagsmuffins..75
   Mittagessen Schweinefleischpastete....................................77
   Leckere Mittagspastete..80

Leckere Mittagssuppe...... 83
Leckere Kokosnusssuppe...... 85
Zucchini-Nudelsuppe...... 87
Leckeres Mittagessen Curry...... 89
Mittagessen Spinatbrötchen...... 92
Leckere Steak Bowl...... 95
Fleischbällchen und Pilaw...... 97
Leckere Brokkolisuppe...... 100
Mittagessen grüner Bohnensalat...... 102
Kürbissuppe...... 104
Köstlicher Auflauf mit grünen Bohnen...... 107
Einfaches Mittagessen Apfelsalat...... 110
Einführung...... 113
Meeresfrüchte...... 118
  Shrimp Stew...... 119
  Garnelen Alfredo...... 121
  Garnelen- und Schneeerbsensuppe...... 124
  Einfache Muschelschale...... 126
  Einfache gebratene Calamari und leckere Sauce...... 128
  Gebackene Calamari und Garnelen...... 130
  Krakensalat...... 132
  Muschelsuppe...... 135
  Köstliche Flunder und Garnelen...... 137
  Krabbensalat...... 141
  Leckere Austern...... 143
  Unglaubliche Lachsröllchen...... 145
  Lachsspieße...... 147
  Gegrillte Garnele...... 149
  Calamari-Salat...... 151
  Kabeljausalat...... 153
  Sardinen Salat...... 156
  Italienische Muscheln Freude...... 158
  Orange glasierter Lachs...... 160
  Köstliche Thunfisch-Chimichurri-Sauce...... 162
  Lachsbisse und Chilisauce...... 164
  Irische Muscheln...... 167

Gebratene Jakobsmuscheln und geröstete Trauben 169
Austern und Pico De Gallo 171
Gegrillter Tintenfisch und leckeres Guacamole 173
Shrimps und Blumenkohl Delight 175
Mit Garnelen gefüllter Lachs 178
Senf glasierter Lachs 180
Unglaubliche Lachsschale 183
Jakobsmuscheln und Fenchelsauce 186
Lachs-Zitronen-Relish 188
Muschelsuppe 190
Schwertfisch und Mango Salsa 192
Leckere Sushi-Schüssel 194
Ketogene Geflügelrezepte 198
   Chicken Wings und leckeres Minz-Chutney 201
   Hühnerfleischbällchen 204
   Leckere gegrillte Hühnerflügel 206
   Einfach gebackenes Huhn 208
   Spezielles italienisches Huhn 210
   Einfaches Zitronenhähnchen 212
   Gebratenes Huhn und Paprikasauce 215
Fazit 217

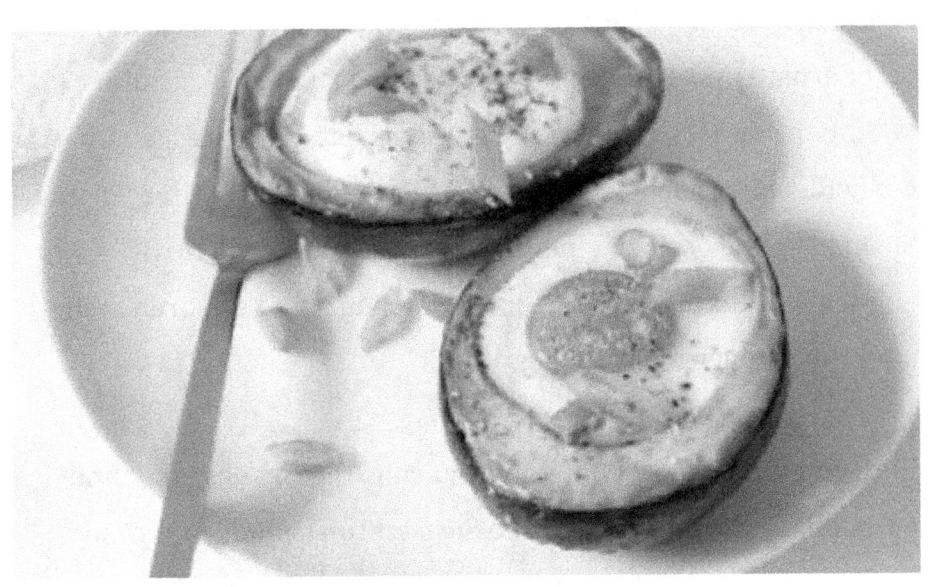

Einführung

Möchten Sie Ihr Leben verändern? Möchten Sie eine gesündere Person werden, die ein neues und verbessertes Leben genießen kann? Dann sind Sie hier genau richtig. Sie sind dabei, eine wunderbare und sehr gesunde Ernährung zu entdecken, die Millionen von Menschenleben verändert hat. Wir sprechen über die ketogene Ernährung, einen Lebensstil, der Sie faszinieren und Sie in kürzester Zeit zu einer neuen Person machen wird.
Lehnen wir uns also zurück, entspannen uns und erfahren mehr über die ketogene Ernährung.

Eine Ketodiät ist eine kohlenhydratarme. Dies ist das erste und eines der wichtigsten Dinge, die Sie jetzt tun sollten. Während einer solchen Diät bildet Ihr Körper Ketone in Ihrer Leber und diese werden als Energie verwendet.
Ihr Körper wird weniger Insulin und Glukose produzieren und ein Zustand der Ketose wird induziert.
Ketose ist ein natürlicher Prozess, der auftritt, wenn unsere Nahrungsaufnahme geringer als gewöhnlich ist. Der Körper wird sich bald an diesen Zustand anpassen und Sie werden in kürzester Zeit Gewicht verlieren können, aber Sie werden auch gesünder

und Ihre körperlichen und geistigen Leistungen werden sich verbessern.

Ihr Blutzuckerspiegel wird sich verbessern und Sie werden nicht für Diabetes prädisponiert sein.

Auch Epilepsie und Herzerkrankungen können verhindert werden, wenn Sie sich ketogen ernähren.

Ihr Cholesterin wird sich verbessern und Sie werden sich in kürzester Zeit erstaunlich fühlen.

Wie klingt das?

Eine ketogene Diät ist einfach und leicht zu befolgen, solange Sie einige einfache Regeln befolgen. Sie müssen keine großen Änderungen vornehmen, aber es gibt einige Dinge, die Sie wissen sollten.

Also los geht's!

Die Liste der Lebensmittel, die Sie während einer Ketodiät essen dürfen, ist freizügig und reichhaltig, wie Sie selbst sehen können. Wir sind der Meinung, dass es für Sie ziemlich einfach sein sollte, eine solche Diät zu beginnen.

Wenn Sie diese Wahl bereits getroffen haben, ist es Zeit, dass Sie unsere erstaunliche Keto-Rezeptsammlung überprüfen.

In diesem Handbuch entdecken Sie 50 der besten ketogenen Frühstücks- und Mittagsrezepte der Welt und können in Kürze jedes einzelne dieser Rezepte zubereiten.

Beginnen wir jetzt unsere magische kulinarische Reise!
Ketogener Lebensstil... hier kommen wir!
Genießen!

Ketogene Rezepte zum Frühstück

Erstaunliches Frühstück in einem Glas

Machen Sie sich nicht die Mühe, etwas Komplexes zum Frühstück zu machen! Probieren Sie dieses erstaunliche Keto-Getränk!

Vorbereitungszeit: 3 Minuten
Garzeit: 0 Minuten
Portionen: 2

Zutaten:

- 10 Unzen Kokosmilch in Dosen
- 1 Tasse Lieblingsgrün
- ¼ Tasse Kakaonibs
- 1 Tasse Wasser
- 1 Tasse Kirschen, gefroren
- ¼ Tasse Kakaopulver
- 1 kleine Avocado, entkernt und geschält
- ¼ Teelöffel Kurkuma

Richtungen:

1. Mischen Sie in Ihrem Mixer Kokosmilch mit Avocado, Kakaopulver, Kirschen und Kurkuma und mischen Sie gut.
2. Wasser, Gemüse und Kakaonibs hinzufügen, weitere 2 Minuten mischen, in Gläser gießen und servieren.

Genießen!

Ernährung: Kalorien 100, Fett 3, Ballaststoffe 2, Kohlenhydrate 3, Protein 5

Leckere Hühnchen-Quiche

Es ist so lecker, dass Sie mehr verlangen werden!

Vorbereitungszeit: 10 Minuten

Garzeit: 45 Minuten

Portionen: 5

Zutaten:

- 7 Eier
- 2 Tassen Mandelmehl
- 2 Esslöffel Kokosöl
- Salz und schwarzer Pfeffer nach Geschmack
- 2 Zucchini, gerieben
- ½ Tasse Sahne
- 1 Teelöffel Fenchelsamen
- 1 Teelöffel Oregano, getrocknet
- 1 Pfund Hühnerfleisch, gemahlen

Richtungen:

1. Mischen Sie in Ihrer Küchenmaschine Mandelmehl mit einer Prise Salz.
2. 1 Ei und Kokosöl hinzufügen und gut mischen.
3. Den Teig in eine gefettete Kuchenform geben und gut auf den Boden drücken.
4. Eine Pfanne bei mittlerer Hitze erhitzen, Hühnerfleisch hinzufügen, einige Minuten bräunen, Hitze abnehmen und beiseite stellen.
5. In einer Schüssel 6 Eier mit Salz, Pfeffer, Oregano, Sahne und Fenchelsamen mischen und gut verquirlen.
6. Hühnerfleisch hinzufügen und erneut umrühren.
7. Gießen Sie dies in Tortenkruste, verteilen Sie es, geben Sie es bei 350 Grad in den Ofen und backen Sie es 40 Minuten lang.
8. Lassen Sie den Kuchen etwas abkühlen, bevor Sie ihn in Scheiben schneiden und zum Frühstück servieren!

Genießen!

Ernährung: Kalorien 300, Fett 23, Ballaststoffe 3, Kohlenhydrate 4, Protein 18

Leckeres Steak und Eier

Das ist so reich und herzhaft! Wagen Sie es und probieren Sie es morgen zum Frühstück!

Vorbereitungszeit: 10 Minuten
Garzeit: 10 Minuten
Portionen: 1

Zutaten:

- 4 Unzen Lendenstück
- 1 kleine Avocado, entkernt, geschält und in Scheiben geschnitten
- 3 Eier
- 1 Esslöffel Ghee
- Salz und schwarzer Pfeffer nach Geschmack

Richtungen:

1. Erhitzen Sie eine Pfanne mit dem Ghee bei mittlerer Hitze, knacken Sie Eier in die Pfanne und kochen Sie sie nach Ihren Wünschen.
2. Mit Salz und Pfeffer würzen, erhitzen und auf einen Teller geben.

3. Eine weitere Pfanne bei mittlerer Hitze erhitzen, Lendenstück hinzufügen, 4 Minuten kochen lassen, Hitze abnehmen, abkühlen lassen und in dünne Streifen schneiden.
4. Mit Salz und Pfeffer abschmecken und neben die Eier legen.
5. Fügen Sie Avocado-Scheiben auf der Seite hinzu und servieren Sie.

Genießen!

Ernährung: Kalorien 500, Fett 34, Ballaststoffe 10, Kohlenhydrate 3, Protein 40

Erstaunliches Hühneromelett

Es schmeckt unglaublich und es sieht unglaublich aus! Es ist perfekt!

Vorbereitungszeit: 10 Minuten
Garzeit: 10 Minuten
Portionen: 1

Zutaten:
- 1 Unze Brathähnchen, zerkleinert
- 1 Teelöffel Senf
- 1 Esslöffel hausgemachte Mayonnaise
- 1 Tomate, gehackt
- 2 Speckscheiben, gekocht und zerbröckelt
- 2 Eier
- 1 kleine Avocado, entkernt, geschält und gehackt
- Salz und schwarzer Pfeffer nach Geschmack

Richtungen:
1. In einer Schüssel die Eier mit etwas Salz und Pfeffer mischen und vorsichtig verquirlen.
2. Erhitzen Sie eine Pfanne bei mittlerer Hitze, sprühen Sie etwas Speiseöl ein, fügen Sie Eier hinzu und kochen Sie Ihr Omelett 5 Minuten lang.

3. Fügen Sie Huhn, Avocado, Tomate, Speck, Mayo und Senf auf einer Hälfte des Omeletts hinzu.
4. Omelett falten, Pfanne abdecken und weitere 5 Minuten kochen lassen.
5. Auf einen Teller geben und servieren.

Genießen!

Ernährung: Kalorien 400, Fett 32, Ballaststoffe 6, Kohlenhydrate 4, Protein 25

Einfache Smoothie-Schüssel

Es ist eine der besten Keto-Frühstücksideen aller Zeiten!

Vorbereitungszeit: 5 Minuten

Garzeit: 0 Minuten

Portionen: 1

Zutaten:

- 2 Eiswürfel
- 1 Esslöffel Kokosöl
- 2 Esslöffel Sahne
- 1 Tasse Spinat
- ½ Tasse Mandelmilch
- 1 Teelöffel Proteinpulver
- 4 Himbeeren
- 1 Esslöffel Kokosnuss, zerkleinert
- 4 Walnüsse
- 1 Teelöffel Chiasamen

Richtungen:

1. Mischen Sie in Ihrem Mixer Milch mit Spinat, Sahne, Eis, Proteinpulver und Kokosöl, mischen Sie alles gut und geben Sie es in eine Schüssel.
2. Belegen Sie Ihre Schüssel mit Himbeeren, Kokosnuss, Walnüssen und Chiasamen und servieren Sie sie.

Genießen!

Ernährung: Kalorien 450, Fett 34, Ballaststoffe 4, Kohlenhydrate 4, Protein 35

Feta Omelett

Die Kombination der Zutaten ist einfach wunderbar!

Vorbereitungszeit: 10 Minuten
Garzeit: 10 Minuten
Portionen: 1

Zutaten:

- 3 Eier
- 1 Esslöffel Ghee
- 1 Unze Feta-Käse, zerbröckelt
- 1 Esslöffel Sahne
- 1 Esslöffel Pesto
- Salz und schwarzer Pfeffer nach Geschmack

Richtungen:

1. In einer Schüssel Eier mit Sahne, Salz und Pfeffer mischen und gut verquirlen.
2. Erhitzen Sie eine Pfanne mit dem Ghee bei mittlerer Hitze, fügen Sie geschlagene Eier hinzu, verteilen Sie sie in der Pfanne und kochen Sie Ihr Omelett, bis es locker ist.
3. Streuen Sie Käse und Pesto auf Ihr Omelett, falten Sie es in zwei Hälften, decken Sie die Pfanne ab und kochen Sie es weitere 5 Minuten lang.
4. Omelett auf einen Teller geben und servieren.

Genießen!

Ernährung: Kalorien 500, Fett 43, Ballaststoffe 6, Kohlenhydrate 3, Protein 30

Frühstück Hackbraten

Dies ist einen Versuch wert, so schnell wie möglich!

Vorbereitungszeit: 10 Minuten
Garzeit: 35 Minuten
Portionen: 4

Zutaten:

- 1 Teelöffel Ghee
- 1 kleine gelbe Zwiebel, gehackt
- 1 Pfund süße Wurst, gehackt
- 6 Eier
- 1 Tasse Cheddar-Käse, zerkleinert
- 4 Unzen Frischkäse, weich
- Salz und schwarzer Pfeffer nach Geschmack
- 2 Esslöffel Frühlingszwiebeln, gehackt

Richtungen:

1. Eier in einer Schüssel mit Salz, Pfeffer, Zwiebeln, Wurst und der Hälfte der Sahne mischen und gut verquirlen.
2. Fetten Sie einen Hackbraten mit dem Ghee ein, gießen Sie die Wurst-Eier-Mischung ein, geben Sie ihn bei 350 Grad in den Ofen und backen Sie ihn 30 Minuten lang.
3. Nehmen Sie den Hackbraten aus dem Ofen, lassen Sie ihn einige Minuten ruhen, verteilen Sie den Rest des Frischkäses darauf und streuen Sie die Frühlingszwiebeln und den Cheddar-Käse darüber.
4. Den Hackbraten wieder in den Ofen geben und weitere 5 Minuten backen.
5. Nach Ablauf der Zeit den Hackbraten 3 Minuten braten, etwas abkühlen lassen, in Scheiben schneiden und servieren.

Genießen!

Ernährung: Kalorien 560, Fett 32, Faser 1, Kohlenhydrate 6, Protein 45

Frühstück Thunfischsalat

Sie werden dieses ketogene Frühstück von nun an lieben!

Vorbereitungszeit: 10 Minuten

Garzeit: 0 Minuten

Portionen: 4

Zutaten:

- 2 Esslöffel Sauerrahm
- 12 Unzen Thunfisch in Olivenöl
- 4 Lauch, fein gehackt
- Salz und schwarzer Pfeffer nach Geschmack
- Eine Prise Chiliflocken
- 1 Esslöffel Kapern
- 8 Esslöffel hausgemachte Mayonnaise

Richtungen:

1. Mischen Sie in einer Salatschüssel Thunfisch mit Kapern, Salz, Pfeffer, Lauch, Chiliflocken, Sauerrahm und Mayo.
2. Gut umrühren und mit knusprigem Brot servieren.

Genießen!

Ernährung: Kalorien 160, Fett 2, Faser 1, Kohlenhydrate 2, Protein 6

Unglaublicher Frühstückssalat in einem Glas

Sie können dies sogar im Büro nehmen!

Vorbereitungszeit: 10 Minuten
Garzeit: 0 Minuten
Portionen: 1

Zutaten:

- 1 Unze Lieblingsgrün
- 1 Unze rote Paprika, gehackt
- 1 Unze Kirschtomaten, halbiert
- 4 Unzen Brathähnchen, grob gehackt
- 4 Esslöffel natives Olivenöl extra
- ½ Schalotte, gehackt
- 1 Unze Gurke, gehackt
- Salz und schwarzer Pfeffer nach Geschmack

Richtungen:

1. In einer Schüssel Gemüse mit Paprika, Tomaten, Frühlingszwiebeln, Gurken, Salz, Pfeffer und Olivenöl mischen und gut überziehen.
2. In ein Glas geben, mit Hühnchenstücken belegen und zum Frühstück servieren.

Genießen!

Ernährung: Kalorien 180, Fett 12, Ballaststoffe 4, Kohlenhydrate 5, Protein 17

Leckeres Naan-Brot und Butter

Probieren Sie dieses spezielle Keto-Frühstück! Es ist so einfach zu machen!

Vorbereitungszeit: 10 Minuten

Garzeit: 10 Minuten

Portionen: 6

Zutaten:

- 7 Esslöffel Kokosöl
- ¾ Tasse Kokosmehl
- 2 Esslöffel Flohsamenpulver
- ½ Teelöffel Backpulver
- Salz nach Geschmack
- 2 Tassen heißes Wasser
- Etwas Kokosöl zum Braten
- 2 gehackte Knoblauchzehen
- 3,5 Unzen Ghee

Richtungen:

1. In einer Schüssel Kokosmehl mit Backpulver, Salz und Flohsamenpulver mischen und umrühren.
2. Fügen Sie 7 Esslöffel Kokosöl und das heiße Wasser hinzu und kneten Sie Ihren Teig.
3. 5 Minuten ruhen lassen, in 6 Kugeln teilen und auf einer Arbeitsfläche flachdrücken.
4. Eine Pfanne mit etwas Kokosöl bei mittlerer Hitze erhitzen, Naan-Brot in die Pfanne geben, goldbraun braten und auf einen Teller geben.
5. Eine Pfanne mit dem Ghee bei mittlerer Hitze erhitzen, Knoblauch, Salz und Pfeffer hinzufügen, umrühren und 2 Minuten kochen lassen.
6. Mit dieser Mischung Naan-Brot bestreichen und den Rest in eine Schüssel geben.
7. Morgens servieren.

Genießen!

Ernährung: Kalorien 140, Fett 9, Ballaststoffe 2, Kohlenhydrate 3, Protein 4

Ketogene Rezepte zum Mittagessen

Mittagessen Caesar Salat

Dies ist voller gesunder Elemente und es ist 100% Keto!

Vorbereitungszeit: 10 Minuten
Garzeit: 0 Minuten
Portionen: 2

Zutaten:

- 1 Avocado, entkernt, geschält und in Scheiben geschnitten
- Salz und schwarzer Pfeffer nach Geschmack
- 3 Esslöffel cremiges Caesar Dressing
- 1 Tasse Speck, gekocht und zerbröckelt
- 1 Hühnerbrust, gegrillt und zerkleinert

Richtungen:

1. In einer Salatschüssel Avocado mit Speck und Hühnerbrust mischen und umrühren.
2. Caesar Dressing, Salz und Pfeffer hinzufügen, zum Überziehen werfen, in 2 Schalen teilen und servieren.

Genießen!

Ernährung: Kalorien 334, Fett 23, Ballaststoffe 4, Kohlenhydrate 3, Protein 18

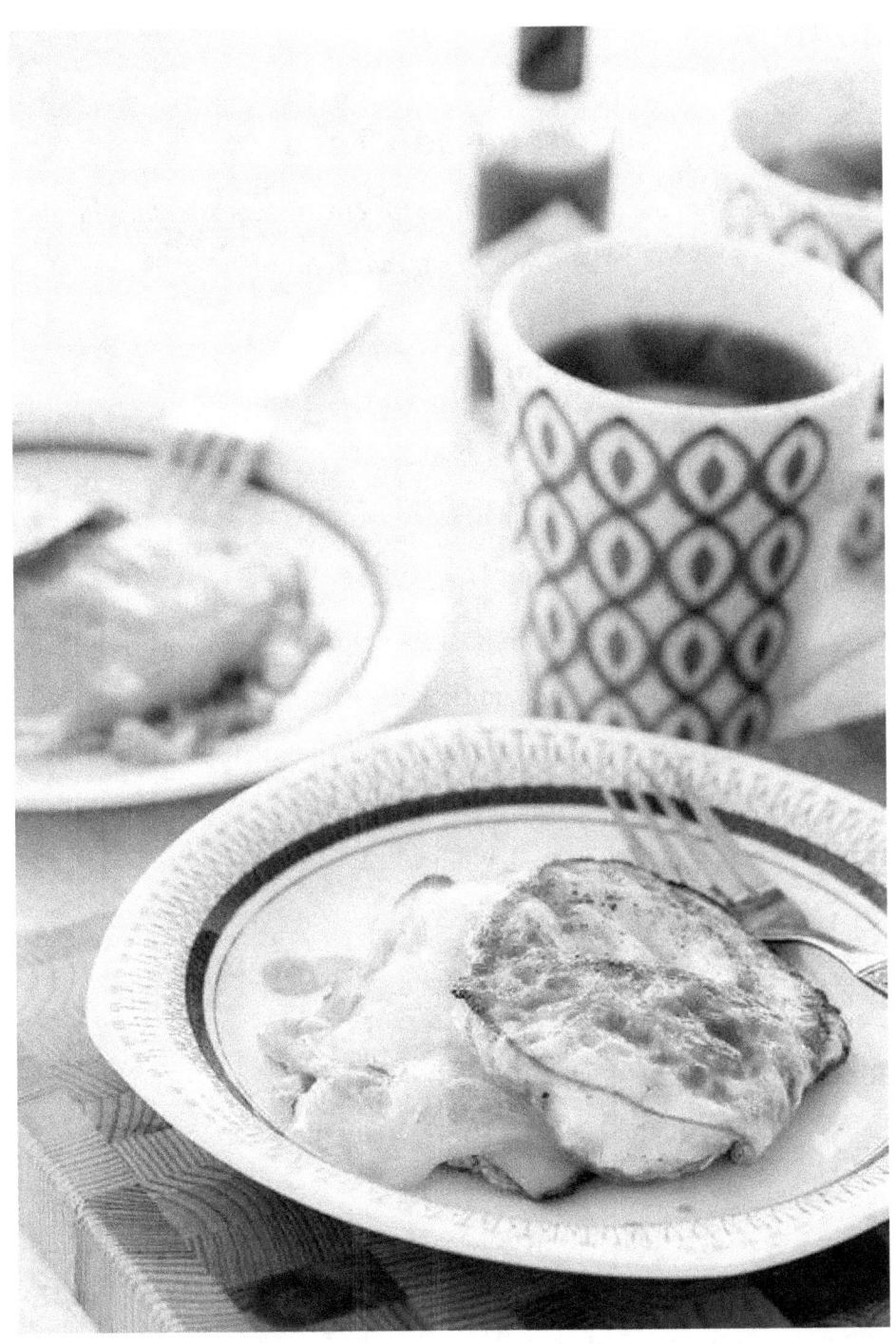

Mittagessen Tacos

Es ist eine einfache und leckere Idee für ein Mittagessen für alle, die eine Keto-Diät machen!

Vorbereitungszeit: 10 Minuten
Garzeit: 25 Minuten
Portionen: 3

Zutaten:

- 2 Tassen Cheddar-Käse, gerieben
- 1 kleine Avocado, entkernt, geschält und gehackt
- 1 Tasse Lieblings-Taco-Fleisch, gekocht
- 2 Teelöffel Sriracha-Sauce
- ¼ Tasse Tomaten, gehackt
- Kochspray
- Salz und schwarzer Pfeffer nach Geschmack

Richtungen:

1. Sprühen Sie etwas Speiseöl auf die ausgekleidete Auflaufform.
2. Verteilen Sie Cheddar-Käse auf dem Backblech, geben Sie ihn bei 400 Grad in den Ofen und backen Sie ihn 15 Minuten lang.

3. Taco-Fleisch über Käse verteilen und weitere 10 Minuten backen.
4. In einer Schüssel Avocado mit Tomaten, Sriracha-Sauce, Salz und Pfeffer mischen und umrühren.
5. Verteilen Sie dies auf Taco- und Cheddar-Schichten, lassen Sie die Tacos etwas abkühlen, schneiden Sie sie mit einem Pizzaschneider in Scheiben und servieren Sie sie zum Mittagessen.

Genießen!

Ernährung: Kalorien 400, Fett 23, Faser 0, Kohlenhydrate 2, Protein 37

Leckere Mittagspizza

Wir empfehlen Ihnen, diese ketogene Pizza heute zum Mittagessen zu probieren!

Vorbereitungszeit: 10 Minuten
Garzeit: 7 Minuten
Portionen: 4

Zutaten:

- 1 Tasse Pizzakäsemischung, zerkleinert
- 1 Esslöffel Olivenöl
- 2 Esslöffel Ghee
- 1 Tasse Mozzarella, zerkleinert
- ¼ Tasse Mascarpone
- 1 Esslöffel Sahne
- 1 Teelöffel Knoblauch, gehackt
- Salz und schwarzer Pfeffer nach Geschmack
- Eine Prise Zitronenpfeffer
- 1/3 Tasse Brokkoliröschen, gedämpft
- Etwas Asiago-Käse, zum Servieren rasiert

Richtungen:

1. Eine Pfanne mit dem Öl bei mittlerer Hitze erhitzen, Pizzakäsemischung hinzufügen und im Kreis verteilen.
2. Mozzarella hinzufügen und im Kreis verteilen.
3. Alles 5 Minuten kochen lassen und auf einen Teller geben.
4. Die Pfanne mit dem Ghee bei mittlerer Hitze erhitzen, Mascarpone, Sahne, Salz, Pfeffer, Zitronenpfeffer und Knoblauch hinzufügen, umrühren und 5 Minuten kochen lassen.
5. Die Hälfte dieser Mischung über die Käsekruste träufeln.
6. Brokkoliröschen mit dem Rest der Mascarponemischung in die Pfanne geben, umrühren und 1 Minute kochen lassen.
7. Fügen Sie dies oben auf die Pizza, streuen Sie Asiago-Käse am Ende und servieren Sie.

Genießen!

Ernährung: Kalorien 250, Fett 15, Ballaststoffe 1, Kohlenhydrate 3, Protein 10

Einfache Pizzabrötchen

Diese schmecken so göttlich! Sie sind so unglaublich!

Vorbereitungszeit: 10 Minuten
Garzeit: 30 Minuten
Portionen: 6

Zutaten:

- ¼ Tasse gemischte rote und grüne Paprika, gehackt
- 2 Tasse Mozzarella, zerkleinert
- 1 Teelöffel Pizzagewürz
- 2 Esslöffel Zwiebel, gehackt
- 1 Tomate, gehackt
- Salz und schwarzer Pfeffer nach Geschmack
- ¼ Tasse Pizzasauce
- ½ Tasse Wurst, zerbröckelt und gekocht

Richtungen:

1. Verteilen Sie Mozzarella-Käse auf einem ausgekleideten und leicht gefetteten Backblech, streuen Sie das Pizzagewürz darüber, geben Sie es bei 400 Grad in den Ofen und backen Sie es 20 Minuten lang.
2. Nehmen Sie Ihre Pizzakruste aus dem Ofen, verteilen Sie Wurst, Zwiebeln, Paprika und Tomaten darauf und beträufeln Sie die Tomatensauce am Ende.
3. Nochmals in den Ofen geben und weitere 10 Minuten backen.
4. Pizza aus dem Ofen nehmen, einige Minuten ruhen lassen, in 6 Stücke schneiden, jedes Stück rollen und zum Mittagessen servieren!

Genießen!

Ernährung: Kalorien 117, Fett 7, Faser 1, Kohlenhydrate 2, Protein 11

Leckeres Mittagsgericht

Holen Sie sich alle Zutaten, die Sie brauchen, und bereiten Sie dieses fantastische Keto-Mittagessen so schnell wie möglich zu!

Vorbereitungszeit: 10 Minuten

Garzeit: 15 Minuten

Portionen: 2

Zutaten:

- 1 ½ Tassen Cheddar-Käse, zerkleinert
- 1 und ½ Tassen Käsemischung
- 2 Rindfleisch-Hot Dogs, fein gehackt
- Ein Spritzer Olivenöl
- 1 Pfund Rindfleisch, gemahlen
- Salz und schwarzer Pfeffer nach Geschmack
- ¼ Teelöffel Paprika
- ¼ Teelöffel alte Bucht
- ¼ Teelöffel Zwiebelpulver
- ¼ Teelöffel Knoblauchpulver
- 1 Tasse Salatblätter, gehackt
- 1 Esslöffel Tausend Insel Dressing
- 2 Esslöffel Dillgurke, gehackt
- 2 Esslöffel gelbe Zwiebel, gehackt
- ½ Tasse amerikanischer Käse, zerkleinert

- Etwas Ketchup zum Servieren
- Etwas Senf zum Servieren

Richtungen:
1. Eine Pfanne bei mittlerer Hitze mit etwas Öl erhitzen, die Hälfte der Käsemischung hinzufügen, im Kreis verteilen und die Hälfte des Cheddar-Käses darüber geben.
2. Auch im Kreis verteilen, 5 Minuten kochen lassen, auf ein Schneidebrett legen und einige Minuten zum Abkühlen beiseite stellen.
3. Die Pfanne erneut erhitzen, den Rest der Käsemischung hinzufügen und in einem Kreis verteilen.
4. Den Rest des Cheddar hinzufügen, ebenfalls verteilen, 5 Minuten kochen lassen und ebenfalls auf ein Schneidebrett geben.
5. Verteilen Sie das Tausend-Insel-Dressing auf den 2 Pizzakrusten.
6. Die gleiche Pfanne bei mittlerer Hitze erneut erhitzen, Rindfleisch hinzufügen, umrühren und einige Minuten bräunen.
7. Salz, Pfeffer, Gewürz aus der alten Bucht, Paprika, Zwiebel und Knoblauchpulver hinzufügen, umrühren und weitere Minuten kochen lassen.
8. Hot Dogs hinzufügen, umrühren und weitere 5 Minuten kochen lassen.

9. Auf den 2 Pizzakrusten Salat, Gurken, amerikanischen Käse und Zwiebeln verteilen.
10. Am Ende die Mischung aus Rindfleisch und Hot Dog teilen, Senf und Ketchup beträufeln und servieren.

Ernährung: Kalorien 200, Fett 6, Ballaststoffe 3, Kohlenhydrate 1,5, Protein 10

Leckeres mexikanisches Mittagessen

Es ist so lecker! Warum versuchst du es heute nicht?

Vorbereitungszeit: 10 Minuten
Garzeit: 20 Minuten
Portionen: 4

Zutaten:

- ¼ Tasse Koriander, gehackt
- 2 Avocados, entkernt, geschält und in Stücke geschnitten
- 1 Esslöffel Limettensaft
- ¼ Tasse weiße Zwiebel, gehackt
- 1 Teelöffel Knoblauch, gehackt
- Salz und schwarzer Pfeffer nach Geschmack
- 6 Kirschtomaten, vierteln
- ½ Tasse Wasser
- 2 Pfund Rindfleisch, gemahlen
- 2 Tassen saure Sahne
- ¼ Tasse Taco-Gewürz
- 2 Tassen Salatblätter, zerkleinert
- Etwas Cayennepfeffersauce zum Servieren

- 2 Tassen Cheddar-Käse, zerkleinert

Richtungen:
1. In einer Schüssel Koriander mit Limettensaft, Avocado, Zwiebel, Tomaten, Salz, Pfeffer und Knoblauch mischen, gut umrühren und vorerst im Kühlschrank ruhen lassen.
2. Eine Pfanne bei mittlerer Hitze erhitzen, Rindfleisch hinzufügen, umrühren und 10 Minuten bräunen.
3. Taco-Gewürz und Wasser hinzufügen, umrühren und bei mittlerer Hitze weitere 10 Minuten kochen lassen.
4. Teilen Sie diese Mischung in 4 Servierschalen.
5. Fügen Sie saure Sahne, Avocado-Mischung, die Sie zuvor gemacht haben, Salatstücke und Cheddar-Käse hinzu.
6. Am Ende die Cayennepfeffer-Sauce beträufeln und zum Mittagessen servieren!

Genießen!

Ernährung: Kalorien 340, Fett 30, Faser 5, Kohlenhydrate 3, Protein 32

Gefüllte Paprikaschoten zum Mittagessen

Diese sind perfekt für ein ketogenes Mittagessen!

Vorbereitungszeit: 10 Minuten

Garzeit: 40 Minuten

Portionen: 4

Zutaten:

- 4 große Bananenpaprika, Spitzen abgeschnitten, Samen entfernt und der Länge nach halbiert
- 1 Esslöffel Ghee
- Salz und schwarzer Pfeffer nach Geschmack
- ½ Teelöffel Kräuter aus der Provence
- 1 Pfund süße Wurst, gehackt
- 3 Esslöffel gelbe Zwiebeln, gehackt
- Etwas Marinara-Sauce
- Ein Spritzer Olivenöl

Richtungen:

1. Würzen Sie Bananenpaprika mit Salz und Pfeffer, beträufeln Sie das Öl, reiben Sie es gut ein und backen Sie es 20 Minuten lang bei 350 Grad Fahrenheit im Ofen.

2. In der Zwischenzeit eine Pfanne bei mittlerer Hitze erhitzen, Wurststücke hinzufügen, umrühren und 5 Minuten kochen lassen.
3. Zwiebel, Kräuter der Provence, Salz, Pfeffer und Ghee hinzufügen, gut umrühren und 5 Minuten kochen lassen.
4. Paprika aus dem Ofen nehmen, mit der Wurstmischung füllen, in eine ofenfeste Schüssel geben, Marinara-Sauce darüber träufeln, erneut in den Ofen geben und weitere 10 Minuten backen.
5. Heiß servieren.

Genießen!

Ernährung: Kalorien 320, Fett 8, Ballaststoffe 4, Kohlenhydrate 3, Protein 10

Spezielle Lunch Burger

Diese Burger sind wirklich etwas ganz Besonderes!

Vorbereitungszeit: 10 Minuten
Garzeit: 25 Minuten
Portionen: 8

Zutaten:

- 1 Pfund Bruststück, gemahlen
- 1 Pfund Rindfleisch, gemahlen
- Salz und schwarzer Pfeffer nach Geschmack
- 8 Butterscheiben
- 1 Esslöffel Knoblauch, gehackt
- 1 Esslöffel italienisches Gewürz
- 2 Esslöffel Mayonnaise
- 1 Esslöffel Ghee
- 2 Esslöffel Olivenöl
- 1 gelbe Zwiebel, gehackt
- 1 Esslöffel Wasser

Richtungen:

1. In einer Schüssel Bruststück mit Rindfleisch, Salz, Pfeffer, italienischem Gewürz, Knoblauch und Mayo mischen und gut umrühren.
2. Formen Sie 8 Pastetchen und machen Sie jeweils eine Tasche.
3. Füllen Sie jeden Burger mit einer Butterscheibe und versiegeln Sie ihn.
4. Eine Pfanne mit dem Olivenöl bei mittlerer Hitze erhitzen, Zwiebeln hinzufügen, umrühren und 2 Minuten kochen lassen.
5. Fügen Sie das Wasser hinzu, rühren Sie um und sammeln Sie sie in der Ecke der Pfanne.
6. Legen Sie die Burger mit den Zwiebeln in die Pfanne und kochen Sie sie 10 Minuten lang bei mittlerer Hitze.
7. Drehen Sie sie um, fügen Sie das Ghee hinzu und kochen Sie sie für weitere 10 Minuten.
8. Burger auf Brötchen verteilen und mit karamellisierten Zwiebeln servieren.

Genießen!

Ernährung: Kalorien 180, Fett 8, Ballaststoffe 1, Kohlenhydrate 4, Protein 20

Anderer Burger

Servieren Sie diesen Burger mit der Sauce, die wir Ihnen empfehlen und genießen Sie!

Vorbereitungszeit: 10 Minuten
Garzeit: 30 Minuten
Portionen: 4

Zutaten:

Für die Soße:

- 4 Chilischoten, gehackt
- 1 Tasse Wasser
- 1 Tasse Mandelbutter
- 1 Teelöffel ausweichen
- 6 Esslöffel Kokosaminos
- 4 gehackte Knoblauchzehen
- 1 Esslöffel Reisessig

Für die Burger:

- 4 Paprika-Jack-Käse-Scheiben
- 1 und ½ Pfund Rindfleisch, gemahlen
- 1 rote Zwiebel, in Scheiben geschnitten
- 8 Speckscheiben

- 8 Salatblätter
- Salz und schwarzer Pfeffer nach Geschmack

Richtungen:

1. Eine Pfanne mit der Mandelbutter bei mittlerer Hitze erhitzen.
2. Wasser hinzufügen, gut umrühren und zum Kochen bringen.
3. Kokos-Aminosäuren hinzufügen und gut umrühren.
4. In Ihrer Küchenmaschine Chilischoten mit Knoblauch, Swerve und Essig mischen und gut mischen.
5. Fügen Sie dies der Mandelbuttermischung hinzu, rühren Sie gut um, nehmen Sie die Hitze ab und lassen Sie es vorerst beiseite.
6. In einer Schüssel Rindfleisch mit Salz und Pfeffer mischen, umrühren und 4 Pastetchen formen.
7. Legen Sie sie in eine Pfanne, geben Sie sie in Ihren vorgeheizten Broiler und braten Sie sie 7 Minuten lang.
8. Burger umdrehen und weitere 7 Minuten braten.
9. Käsescheiben auf Burger legen, in den Broiler geben und weitere 4 Minuten braten.

10. Eine Pfanne bei mittlerer Hitze erhitzen, Speckscheiben hinzufügen und einige Minuten braten.

11. 2 Salatblätter auf eine Schüssel legen, 1 Burger darüber geben, dann 1 Zwiebelscheibe und 1 Speckscheibe und etwas Mandelbuttersauce darüber geben.

12. Wiederholen Sie mit dem Rest der Salatblätter, Burger, Zwiebeln, Speck und Sauce.

Genießen!

Ernährung: Kalorien 700, Fett 56, Ballaststoffe 10, Kohlenhydrate 7, Protein 40

Leckeres Zucchini-Gericht

Es ist einfach zu machen und sehr leicht! Probieren Sie dieses Mittagsgericht bald!

Vorbereitungszeit: 10 Minuten
Garzeit: 5 Minuten
Portionen: 1

Zutaten:

- 1 Esslöffel Olivenöl
- 3 Esslöffel Ghee
- 2 Tassen Zucchini, mit einem Spiralizer schneiden
- 1 Teelöffel rote Pfefferflocken
- 1 Esslöffel Knoblauch, gehackt
- 1 Esslöffel rote Paprika, gehackt
- Salz und schwarzer Pfeffer nach Geschmack
- 1 Esslöffel Basilikum, gehackt
- ¼ Tasse Asiago-Käse, rasiert
- ¼ Tasse Parmesan, gerieben

Richtungen:

1. Eine Pfanne mit Öl und Ghee bei mittlerer Hitze erhitzen, Knoblauch, Paprika und Pfefferflocken hinzufügen, umrühren und 1 Minute kochen lassen.
2. Zucchininudeln hinzufügen, umrühren und weitere 2 Minuten kochen lassen.
3. Basilikum, Parmesan, Salz und Pfeffer hinzufügen, umrühren und noch einige Sekunden kochen lassen.
4. Hitze abnehmen, in eine Schüssel geben und zum Mittagessen mit Asiago-Käse darüber servieren.

Genießen!

Ernährung: Kalorien 140, Fett 3, Faser 1, Kohlenhydrate 1,3, Protein 5

Speck-Zucchini-Nudelsalat

Es ist so erfrischend und gesund! Wir lieben diesen Salat!

Vorbereitungszeit: 10 Minuten
Garzeit: 0 Minuten
Portionen: 2

Zutaten:

- 1 Tasse Babyspinat
- 4 Tassen Zucchininudeln
- 1/3 Tasse Bleukäse, zerbröckelt
- 1/3 Tasse dickes Käse-Dressing
- ½ Tasse Speck, gekocht und zerbröckelt
- Schwarzer Pfeffer nach Geschmack

Richtungen:

1. In einer Salatschüssel Spinat mit Zucchininudeln, Speck und Blauschimmelkäse mischen und verrühren.
2. Fügen Sie Käse-Dressing und schwarzen Pfeffer zum Geschmack hinzu, werfen Sie gut, um zu beschichten, teilen Sie in 2 Schalen und dienen Sie.

Genießen!

Ernährung: Kalorien 200, Fett 14, Ballaststoffe 4, Kohlenhydrate 2, Protein 10

Erstaunlicher Hühnchensalat

Der beste Hühnersalat, den Sie probieren konnten, ist jetzt für Sie verfügbar!

Vorbereitungszeit: 10 Minuten
Garzeit: 0 Minuten
Portionen: 3

Zutaten:

- 1 grüne Zwiebel, gehackt
- 1 Sellerierippe, gehackt
- 1 Ei, hart gekocht, geschält und gehackt
- 5 Unzen Hühnerbrust, geröstet und gehackt
- 2 Esslöffel Petersilie, gehackt
- ½ Esslöffel Dill Relish
- Salz und schwarzer Pfeffer nach Geschmack
- 1/3 Tasse Mayonnaise
- Eine Prise granulierter Knoblauch
- 1 Teelöffel Senf

Richtungen:

1. Mischen Sie in Ihrer Küchenmaschine Petersilie mit Zwiebeln und Sellerie und pulsieren Sie gut.
2. Übertragen Sie diese in eine Schüssel und lassen Sie sie vorerst beiseite.
3. Hühnerfleisch in die Küchenmaschine geben, gut mischen und mit dem Gemüse in die Schüssel geben.
4. Eierstücke, Salz und Pfeffer hinzufügen und umrühren.
5. Fügen Sie auch Senf, Mayo, Dillrelish und granulierten Knoblauch hinzu, werfen Sie ihn zum Überziehen und servieren Sie ihn sofort.

Genießen!

Ernährung: Kalorien 283, Fett 23, Ballaststoffe 5, Kohlenhydrate 3, Protein 12

Unglaublicher Steak Salat

Wenn Sie nicht in der Stimmung für einen ketogenen Hühnersalat sind, probieren Sie stattdessen ein Steak!

Vorbereitungszeit: 10 Minuten
Garzeit: 20 Minuten
Portionen: 4

Zutaten:

- 1 und ½ Pfund Steak, dünn geschnitten
- 3 Esslöffel Avocadoöl
- Salz und schwarzer Pfeffer nach Geschmack
- ¼ Tasse Balsamico-Essig
- 6 Unzen süße Zwiebel, gehackt
- 1 Salatkopf, gehackt
- 2 gehackte Knoblauchzehen
- 4 Unzen Pilze, in Scheiben geschnitten
- 1 Avocado, entkernt, geschält und in Scheiben geschnitten
- 3 Unzen sonnengetrocknete Tomaten, gehackt
- 1 gelbe Paprika, in Scheiben geschnitten
- 1 Orangenpfeffer, in Scheiben geschnitten

- 1 Teelöffel italienisches Gewürz
- 1 Teelöffel rote Pfefferflocken
- 1 Teelöffel Zwiebelpulver
-

Richtungen:

1. In einer Schüssel Steakstücke mit etwas Salz, Pfeffer und Balsamico-Essig mischen, zum Überziehen werfen und vorerst beiseite lassen.
2. Eine Pfanne mit dem Avocadoöl bei mittlerer Hitze erhitzen, Pilze, Knoblauch, Salz, Pfeffer und Zwiebeln hinzufügen, umrühren und 20 Minuten kochen lassen.
3. In einer Schüssel Salatblätter mit orangefarbenem und gelbem Paprika, sonnengetrockneten Tomaten und Avocado mischen und umrühren.
4. Steakstücke mit Zwiebelpulver, Pfefferflocken und italienischem Gewürz würzen.
5. Steakstücke in eine Bratpfanne geben, in einen vorgeheizten Broiler geben und 5 Minuten kochen lassen.
6. Steakstücke auf Teller verteilen, Salat und Avocadosalat dazugeben und alles mit Zwiebel-Pilz-Mischung belegen.

Genießen!

Ernährung: Kalorien 435, Fett 23, Ballaststoffe 7, Kohlenhydrate 10, Protein 35

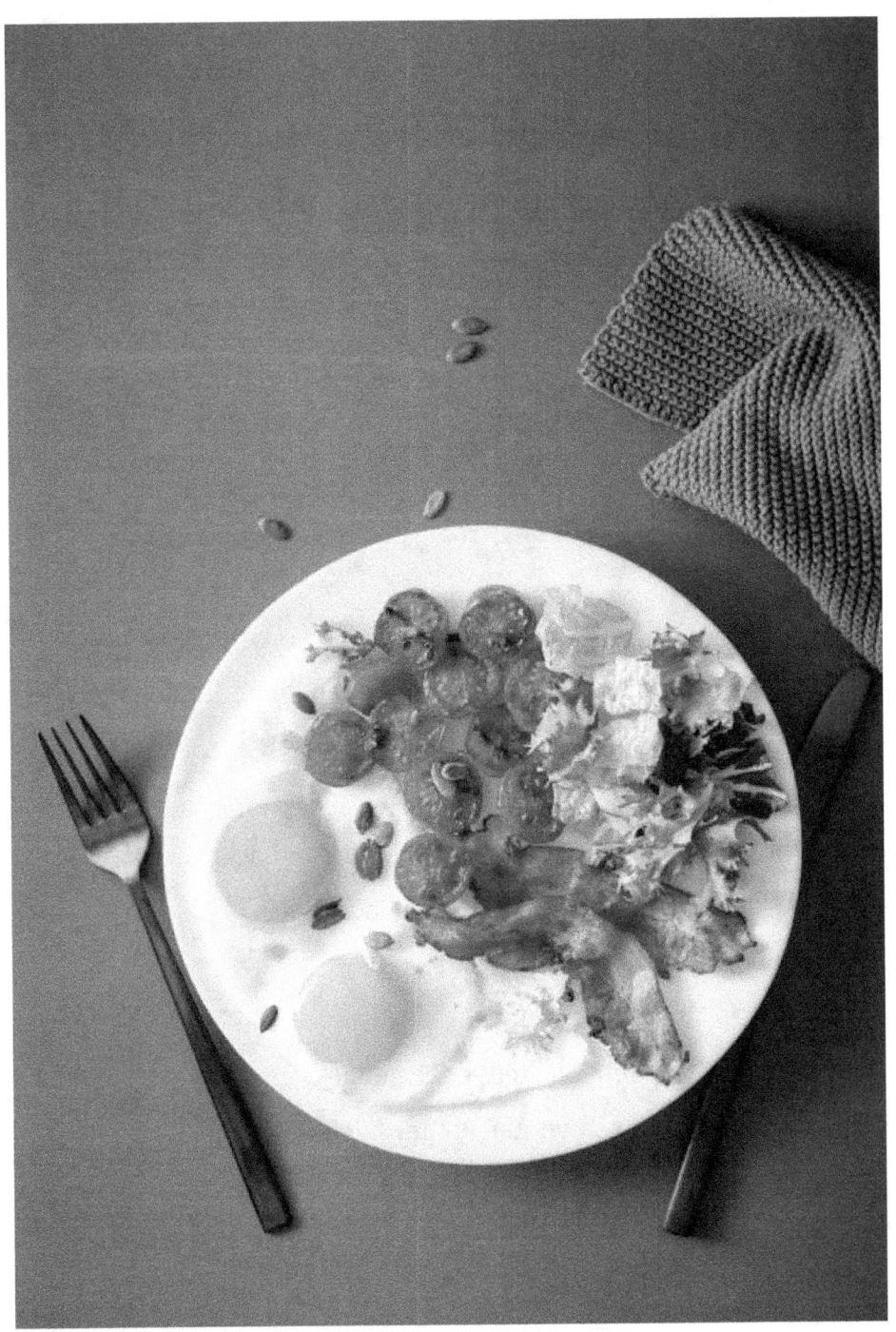

Fenchel-Hühnchen-Mittagssalat

Probieren Sie jeden Tag einen anderen Mittagssalat! Heute empfehlen wir Ihnen, diesen Fenchel-Hühnchen-Genuss zu probieren!

Vorbereitungszeit: 10 Minuten
Garzeit: 0 Minuten
Portionen: 4

Zutaten:

- 3 Hähnchenbrust, ohne Knochen, ohne Haut, gekocht und gehackt
- 2 Esslöffel Walnussöl
- ¼ Tasse Walnüsse, geröstet und gehackt
- 1 und ½ Tasse Fenchel, gehackt
- 2 Esslöffel Zitronensaft
- ¼ Tasse Mayonnaise
- 2 Esslöffel Fenchelwedel, gehackt
- Salz und schwarzer Pfeffer nach Geschmack
- Eine Prise Cayennepfeffer

Richtungen:

1. In einer Schüssel Fenchel mit Hühnchen und Walnüssen mischen und umrühren.

2. In einer anderen Schüssel Mayo mit Salz, Pfeffer, Fenchelwedeln, Walnussöl, Zitronensaft, Cayennepfeffer und Knoblauch mischen und gut umrühren.

3. Gießen Sie diese über die Hühnchen-Fenchel-Mischung, werfen Sie sie gut um und bewahren Sie sie bis zum Servieren im Kühlschrank auf.

Genießen!

Ernährung: Kalorien 200, Fett 10, Ballaststoffe 1, Kohlenhydrate 3, Protein 7

Einfach gefüllte Avocado

Es ist so einfach, zum Mittagessen zu machen!

Vorbereitungszeit: 10 Minuten
Garzeit: 0 Minuten
Portionen: 1

Zutaten:

- 1 Avocado
- 4 Unzen Sardinen in Dosen, abgetropft
- 1 Frühlingszwiebel, gehackt
- 1 Esslöffel Mayonnaise
- 1 Esslöffel Zitronensaft
- Salz und schwarzer Pfeffer nach Geschmack
- ¼ Teelöffel Kurkumapulver

Richtungen:

1. Avocado halbieren, Fleisch schöpfen und in eine Schüssel geben.
2. Mit einer Gabel zerdrücken und mit Sardinen mischen.
3. Nochmals mit der Gabel zerdrücken und mit Zwiebel, Zitronensaft, Kurkumapulver, Salz, Pfeffer und Mayo mischen.
4. Alles umrühren und in Avocadohälften teilen.
5. Sofort zum Mittagessen servieren.

Genießen!

Ernährung: Kalorien 230, Fett 34, Ballaststoffe 12, Kohlenhydrate 5, Protein 27

Pesto Hühnersalat

Die Kombination ist absolut lecker! Du solltest es versuchen!

Vorbereitungszeit: 10 Minuten
Garzeit: 0 Minuten
Portionen: 4

Zutaten:

- 1 Pfund Hühnerfleisch, gekocht und gewürfelt
- Salz und schwarzer Pfeffer nach Geschmack
- 10 Kirschtomaten, halbiert
- 6 Speckscheiben, gekocht und zerbröckelt
- ¼ Tasse Mayonnaise
- 1 Avocado, entkernt, geschält und gewürfelt
- 2 Esslöffel Knoblauchpesto

Richtungen:

1. In einer Salatschüssel Hühnchen mit Speck, Avocado, Tomaten, Salz und Pfeffer mischen und umrühren.

2. Mayo und Knoblauchpesto hinzufügen, gut umrühren und servieren.

Genießen!

Ernährung: Kalorien 357, Fett 23, Faser 5, Kohlenhydrate 3, Protein 26

Leckerer Mittagssalat

Es ist köstlich und Sie werden es lieben, wenn Sie es versuchen!

Vorbereitungszeit: 10 Minuten
Garzeit: 10 Minuten
Portionen: 1

Zutaten:

- 4 Unzen Rindersteak
- 2 Tassen Salatblätter, zerkleinert
- Salz und schwarzer Pfeffer nach Geschmack
- Kochspray
- 2 Esslöffel Koriander, gehackt
- 2 Radieschen, in Scheiben geschnitten
- 1/3 Tasse Rotkohl, zerkleinert
- 3 Esslöffel Chimichurri-Sauce
- 1 Esslöffel Salatdressing

Für das Salatdressing:

- 3 gehackte Knoblauchzehen
- ½ Teelöffel Worcestershire-Sauce
- 1 Esslöffel Senf
- ½ Tasse Apfelessig

- ¼ Tasse Wasser
- ½ Tasse Olivenöl
- ¼ Teelöffel Tabasco-Sauce
- Salz und schwarzer Pfeffer nach Geschmack

Richtungen:

1. In einer Schüssel Knoblauchzehen mit Worcestershire-Sauce, Senf, Apfelessig, Wasser, Olivenöl, Salz, Pfeffer und Tabasco-Sauce mischen, gut verquirlen und vorerst beiseite lassen.
2. Heizen Sie Ihren Küchengrill bei mittlerer Hitze auf, sprühen Sie Speiseöl ein, fügen Sie Steak hinzu, würzen Sie ihn mit Salz und Pfeffer, kochen Sie ihn 4 Minuten lang, drehen Sie ihn um, kochen Sie ihn weitere 4 Minuten lang, nehmen Sie die Hitze ab, lassen Sie ihn abkühlen und schneiden Sie ihn hinein dünne Streifen.
3. In einer Salatschüssel Salat mit Koriander, Kohl, Radieschen, Chimichurri-Sauce und Steakstreifen mischen.
4. 1 Esslöffel Salatdressing hinzufügen, zum Überziehen werfen und sofort servieren.

Genießen!

Ernährung: Kalorien 456, Fett 32, Faser 2, Kohlenhydrate 6, Protein 30

Einfache Mittagessen Crab Cakes

Probieren Sie diese Krabbenkuchen zum Mittagessen! Du wirst es nicht bereuen!

Vorbereitungszeit: 10 Minuten

Garzeit: 12 Minuten

Portionen: 6

Zutaten:

- 1 Pfund Krabbenfleisch
- ¼ Tasse Petersilie, gehackt
- Salz und schwarzer Pfeffer nach Geschmack
- 2 grüne Zwiebeln, gehackt
- ¼ Tasse Koriander, gehackt
- 1 Teelöffel Jalapenopfeffer, gehackt
- 1 Teelöffel Zitronensaft
- 1 Teelöffel Worcestershire-Sauce
- 1 Teelöffel Old Bay Gewürz
- ½ Teelöffel Senfpulver
- ½ Tasse Mayonnaise
- 1 Ei
- 2 Esslöffel Olivenöl

Richtungen:

1. In einer großen Schüssel Krabbenfleisch mit Salz, Pfeffer, Petersilie, Frühlingszwiebeln, Koriander, Jalapeno, Zitronensaft, Gewürzen aus alter Bucht, Senfpulver und Worcestershire-Sauce mischen und gut umrühren.
2. In einer anderen Schüssel Ei mit Mayo mischen und verquirlen.
3. Fügen Sie dies zu Krabbenfleischmischung hinzu und rühren Sie alles um.
4. Formen Sie 6 Pastetchen aus dieser Mischung und legen Sie sie auf einen Teller.
5. Eine Pfanne mit dem Öl bei mittlerer Hitze erhitzen, 3 Krabbenkuchen hinzufügen, 3 Minuten kochen lassen, umdrehen, weitere 3 Minuten kochen und auf Papiertücher legen.
6. Wiederholen Sie dies mit den anderen 3 Krabbenkuchen, lassen Sie überschüssiges Fett ab und servieren Sie es zum Mittagessen.

Genießen!

Ernährung: Kalorien 254, Fett 17, Faser 1, Kohlenhydrate 1, Protein 20

Einfache Mittagsmuffins

Diese Muffins werden wirklich in deine Seele gelangen!

Vorbereitungszeit: 10 Minuten

Garzeit: 45 Minuten

Portionen: 13

Zutaten:

- 6 Eigelb
- 2 Esslöffel Kokosaminos
- ½ Pfund Pilze
- ¾ Tasse Kokosmehl
- 1 Pfund Rindfleisch, gemahlen
- Salz nach Geschmack

Richtungen:

1. Mischen Sie in Ihrer Küchenmaschine Pilze mit Salz, Kokos-Aminosäuren und Eigelb und mischen Sie alles gut.
2. In einer Schüssel Rindfleisch mit etwas Salz mischen und umrühren.
3. Fügen Sie Pilzmischung Rindfleisch hinzu und rühren Sie alles um.

4. Kokosmehl hinzufügen und erneut umrühren.

5. Teilen Sie dies in 13 Cupcake-Tassen, geben Sie es bei 350 Grad in den Ofen und backen Sie es 45 Minuten lang.

6. Servieren Sie sie zum Mittagessen! Genießen!

Ernährung: Kalorien 160, Fett 10, Ballaststoffe 3, Kohlenhydrate 1, Protein 12

Mittagessen Schweinefleischpastete

Das ist etwas, wonach Sie sich schon sehr lange gesehnt haben!
Mach dir keine Sorgen! Es ist eine Keto-Idee!

Vorbereitungszeit: 10 Minuten
Garzeit: 50 Minuten
Portionen: 6

Zutaten:

Für die Tortenkruste:

- 2 Tassen Knistern
- ¼ Tasse Flachsmehl
- 1 Tasse Mandelmehl
- 2 Eier
- Eine Prise Salz

Für die Füllung:

- 1 Tasse Cheddar-Käse, gerieben
- 4 Eier
- 12 Unzen Schweinelende, gehackt
- 6 Speckscheiben
- ½ Tasse Frischkäse
- 1 rote Zwiebel, gehackt

- ¼ Tasse Schnittlauch, gehackt
- 2 gehackte Knoblauchzehen
- Salz und schwarzer Pfeffer nach Geschmack
- 2 Esslöffel Ghee

Richtungen:

1. Mischen Sie in Ihrer Küchenmaschine Knistern mit Mandelmehl, Flachsmehl, 2 Eiern und Salz und mischen Sie, bis Sie einen Teig erhalten.
2. Übertragen Sie diese in eine Kuchenform und drücken Sie gut auf den Boden.
3. In den Ofen bei 350 Grad F einführen und 15 Minuten backen.
4. In der Zwischenzeit eine Pfanne mit dem Ghee bei mittlerer Hitze erhitzen, Knoblauch und Zwiebel hinzufügen, umrühren und 5 Minuten kochen lassen.
5. Speck hinzufügen, umrühren und 5 Minuten kochen lassen.
6. Schweinelende hinzufügen, von allen Seiten braun kochen und Hitze abnehmen.
7. Eier in einer Schüssel mit Salz, Pfeffer, Cheddar-Käse und Frischkäse mischen und gut mischen.
8. Schnittlauch hinzufügen und erneut umrühren.

9. Schweinefleisch in eine Kuchenform geben, Eiermischung hinzufügen, bei 350 Grad in den Ofen geben und 25 Minuten backen.

10.Lassen Sie den Kuchen einige Minuten abkühlen und servieren Sie ihn.

Genießen!

Ernährung: Kalorien 455, Fett 34, Faser 3, Kohlenhydrate 3, Protein 33

Leckere Mittagspastete

Genießen Sie etwas ganz einfach zu startendes: eine ketogene Leberpastete!

Vorbereitungszeit: 10 Minuten
Garzeit: 0 Minuten
Portionen: 1

Zutaten:

- 4 Unzen Hühnerleber, sautiert
- 1 Teelöffel Thymian, Salbei und Oregano gemischt, gehackt
- Salz und schwarzer Pfeffer nach Geschmack
- 3 Esslöffel Butter
- 3 Radieschen, dünn geschnitten
- Verkrustete Brotscheiben zum Servieren

Richtungen:

1. Mischen Sie in Ihrer Küchenmaschine Hühnerleber mit Thymian, Salbei, Oregano, Butter, Salz und Pfeffer und mischen Sie einige Minuten lang sehr gut.

2. Auf verkrusteten Brotscheiben verteilen und mit Radieschenscheiben belegen.

3. Sofort servieren.

Genießen!

Ernährung: Kalorien 380, Fett 40, Ballaststoffe 5, Kohlenhydrate 1, Protein 17

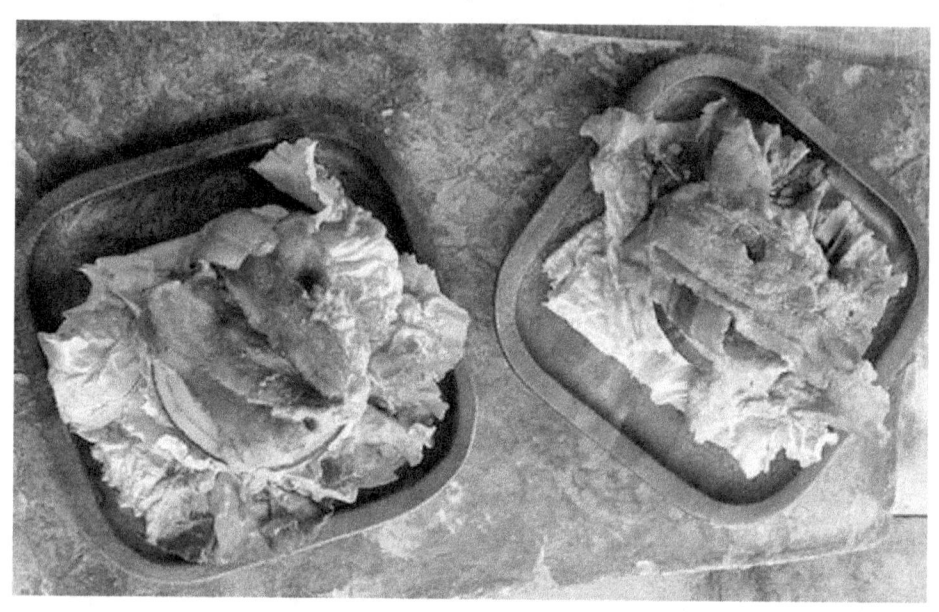

Leckere Mittagssuppe

Sie könnten am Ende diese Chowder lieben! Versuchen Sie es mindestens einmal!

Vorbereitungszeit: 10 Minuten
Garzeit: 4 Stunden
Portionen: 4

Zutaten:

- 1 Pfund Hühnerschenkel, ohne Haut und ohne Knochen
- 10 Unzen Tomatenkonserven, gehackt
- 1 Tasse Hühnerbrühe
- 8 Unzen Frischkäse
- Saft aus 1 Limette
- Salz und schwarzer Pfeffer nach Geschmack
- 1 Jalapenopfeffer, gehackt
- 1 gelbe Zwiebel, gehackt
- 2 Esslöffel Koriander, gehackt
- 1 Knoblauchzehe, gehackt
- Cheddar-Käse, zum Servieren zerkleinert
- Limettenschnitze zum Servieren

Richtungen:

1. Mischen Sie in Ihrem Topf das Huhn mit Tomaten, Brühe, Frischkäse, Salz, Pfeffer, Limettensaft, Jalapeno, Zwiebel, Knoblauch und Koriander, rühren Sie es um, decken Sie es ab und kochen Sie es 4 Stunden lang auf hoher Stufe.

2. Topf abdecken, Fleisch in den Topf zerkleinern, in Schalen teilen und mit Cheddar-Käse oben und Limettenschnitzen an der Seite servieren.

Genießen!

Ernährung: Kalorien 300, Fett 5, Ballaststoffe 6, Kohlenhydrate 3, Protein 26

Leckere Kokosnusssuppe

Probieren Sie diese ketogene Kokosnusssuppe sehr bald! Jeder wird es lieben!

Vorbereitungszeit: 10 Minuten
Garzeit: 30 Minuten
Portionen: 2

Zutaten:

- 4 Tassen Hühnerbrühe
- 3 Limettenblätter
- 1 und ½ Tassen Kokosmilch
- 1 Teelöffel Zitronengras, getrocknet
- 1 Tasse Koriander, gehackt
- 1 Zoll Ingwer, gerieben
- 4 Thai Chilis, getrocknet und gehackt
- Salz und schwarzer Pfeffer nach Geschmack
- 4 Unzen Garnelen, roh, geschält und entdarmt
- 2 Esslöffel rote Zwiebel, gehackt
- 1 Esslöffel Kokosöl
- 2 Esslöffel Pilze, gehackt
- 1 Esslöffel Fischsauce

- 1 Esslöffel Koriander, gehackt
- Saft aus 1 Limette

Richtungen:

1. In einem Topf Hühnerbrühe mit Kokosmilch, Limettenblättern, Zitronengras, Thai-Chilis, 1 Tasse Koriander, Ingwer, Salz und Pfeffer mischen, umrühren, bei mittlerer Hitze zum Kochen bringen, 20 Minuten kochen lassen, abseihen und zurückkehren Topf.
2. Suppe bei mittlerer Hitze erneut erhitzen, Kokosöl, Garnelen, Fischsauce, Pilze und Zwiebeln hinzufügen, umrühren und weitere 10 Minuten kochen lassen.
3. Limettensaft und 1 Esslöffel Koriander hinzufügen, umrühren, in Schalen schöpfen und zum Mittagessen servieren!

Genießen!

Ernährung: Kalorien 450, Fett 34, Ballaststoffe 4, Kohlenhydrate 8, Protein 12

Zucchini-Nudelsuppe

Diese ketogene Suppe ist einfach und sehr lecker!

Vorbereitungszeit: 10 Minuten
Garzeit: 15 Minuten
Portionen: 8

Zutaten:

- 1 kleine gelbe Zwiebel, gehackt
- 2 gehackte Knoblauchzehen
- 1 Jalapenopfeffer, gehackt
- 1 Esslöffel Kokosöl
- 1 und ½ Esslöffel Curry-Paste
- 6 Tassen Hühnerbrühe
- 15 Unzen Kokosmilch in Dosen
- 1 Pfund Hähnchenbrust, in Scheiben geschnitten
- 1 rote Paprika, in Scheiben geschnitten
- 2 Esslöffel Fischsauce
- 2 Zucchini, mit einem Spiralizer schneiden
- ½ Tasse Koriander, gehackt
- Limettenschnitze zum Servieren

Richtungen:

1. Einen Topf mit dem Öl bei mittlerer Hitze erhitzen, Zwiebel hinzufügen, umrühren und 5 Minuten kochen lassen.
2. Knoblauch, Jalapeno und Curry-Paste hinzufügen, umrühren und 1 Minute kochen lassen.
3. Brühe und Kokosmilch hinzufügen, umrühren und zum Kochen bringen.
4. Rote Paprika, Hühnchen-Fisch-Sauce hinzufügen, umrühren und weitere 4 Minuten köcheln lassen.
5. Koriander hinzufügen, umrühren, 1 Minute kochen lassen und Hitze abnehmen.
6. Zucchininudeln in Suppentassen teilen, Suppe darüber geben und mit Limettenschnitzen an der Seite servieren.

Genießen!

Ernährung: Kalorien 287, Fett 14, Faser 2, Kohlenhydrate 7, Protein 25

Leckeres Mittagessen Curry

Haben Sie schon einmal ein Keto-Curry probiert? Dann pass als nächstes auf!

Vorbereitungszeit: 10 Minuten
Garzeit: 1 Stunde
Portionen: 4

Zutaten:

- 3 Tomaten, gehackt
- 2 Esslöffel Olivenöl
- 1 Tasse Hühnerbrühe
- 14 Unzen Kokosmilch in Dosen
- 1 Esslöffel Limettensaft
- Salz und schwarzer Pfeffer nach Geschmack
- 2 Pfund Hühnerschenkel, ohne Knochen und ohne Haut und gewürfelt
- 2 gehackte Knoblauchzehen
- 1 Tasse weiße Zwiebel, gehackt
- 3 rote Chilis, gehackt
- 1 Unze Erdnüsse, geröstet
- 1 Esslöffel Wasser

- 1 Esslöffel Ingwer, gerieben
- 2 Teelöffel Koriander, gemahlen
- 1 Teelöffel Zimt, gemahlen
- 1 Teelöffel Kurkuma, gemahlen
- 1 Teelöffel Kreuzkümmel, gemahlen
- ½ Teelöffel schwarzer Pfeffer
- 1 Teelöffel Fenchelsamen, gemahlen

Richtungen:

1. Mischen Sie in Ihrer Küchenmaschine weiße Zwiebeln mit Knoblauch, Erdnüssen, roten Chilis, Wasser, Ingwer, Koriander, Zimt, Kurkuma, Kreuzkümmel, Fenchel und schwarzem Pfeffer, mischen Sie, bis Sie eine Paste erhalten, und lassen Sie sie vorerst beiseite.
2. Erhitzen Sie eine Pfanne mit dem Olivenöl bei mittlerer Hitze, geben Sie die Gewürzpaste hinzu, rühren Sie sie gut um und erhitzen Sie sie einige Sekunden lang.
3. Hähnchenstücke hinzufügen, umrühren und 2 Minuten kochen lassen.
4. Brühe und Tomaten hinzufügen, umrühren, Hitze reduzieren und 30 Minuten kochen lassen.
5. Kokosmilch hinzufügen, umrühren und weitere 20 Minuten kochen lassen.

6. Salz, Pfeffer und Limettensaft hinzufügen, umrühren, in Schalen teilen und servieren. Genießen!

Ernährung: Kalorien 430, Fett 22, Ballaststoffe 4, Kohlenhydrate 7, Protein 53

Mittagessen Spinatbrötchen

Diese werden in kürzester Zeit fertig sein!

Vorbereitungszeit: 20 Minuten
Garzeit: 15 Minuten
Portionen: 16

Zutaten:

- 6 Esslöffel Kokosmehl
- ½ Tasse Mandelmehl
- 2 und ½ Tassen Mozzarella-Käse, zerkleinert
- 2 Eier
- Eine Prise Salz

Für die Füllung:

- 4 Unzen Frischkäse
- 6 Unzen Spinat, zerrissen
- Ein Spritzer Avocadoöl
- Eine Prise Salz
- ¼ Tasse Parmesan, gerieben
- Mayonnaise zum Servieren

Richtungen:

1. Eine Pfanne mit dem Öl bei mittlerer Hitze erhitzen, Spinat hinzufügen und 2 Minuten kochen lassen.
2. Fügen Sie Parmesan, eine Prise Salz und Frischkäse hinzu, rühren Sie gut um, nehmen Sie die Hitze ab und lassen Sie es vorerst beiseite.
3. Mozzarella in eine hitzebeständige Schüssel geben und 30 Sekunden lang in der Mikrowelle erhitzen.
4. Eier, Salz, Kokos- und Mandelmehl hinzufügen und alles umrühren.
5. Legen Sie den Teig auf ein ausgekleidetes Schneidebrett, legen Sie ein Pergamentpapier darauf und drücken Sie den Teig mit einem Nudelholz flach.
6. Den Teig in 16 Rechtecke teilen, die Spinatmischung darauf verteilen und in Zigarrenformen rollen.
7. Legen Sie alle Brötchen auf ein ausgekleidetes Backblech, geben Sie es bei 350 Grad F in den Ofen und backen Sie es 15 Minuten lang.
8. Lassen Sie die Brötchen einige Minuten abkühlen, bevor Sie sie mit etwas Mayo darüber servieren.

Genießen!

Ernährung: Kalorien 500, Fett 65, Ballaststoffe 4, Kohlenhydrate 14, Protein 32

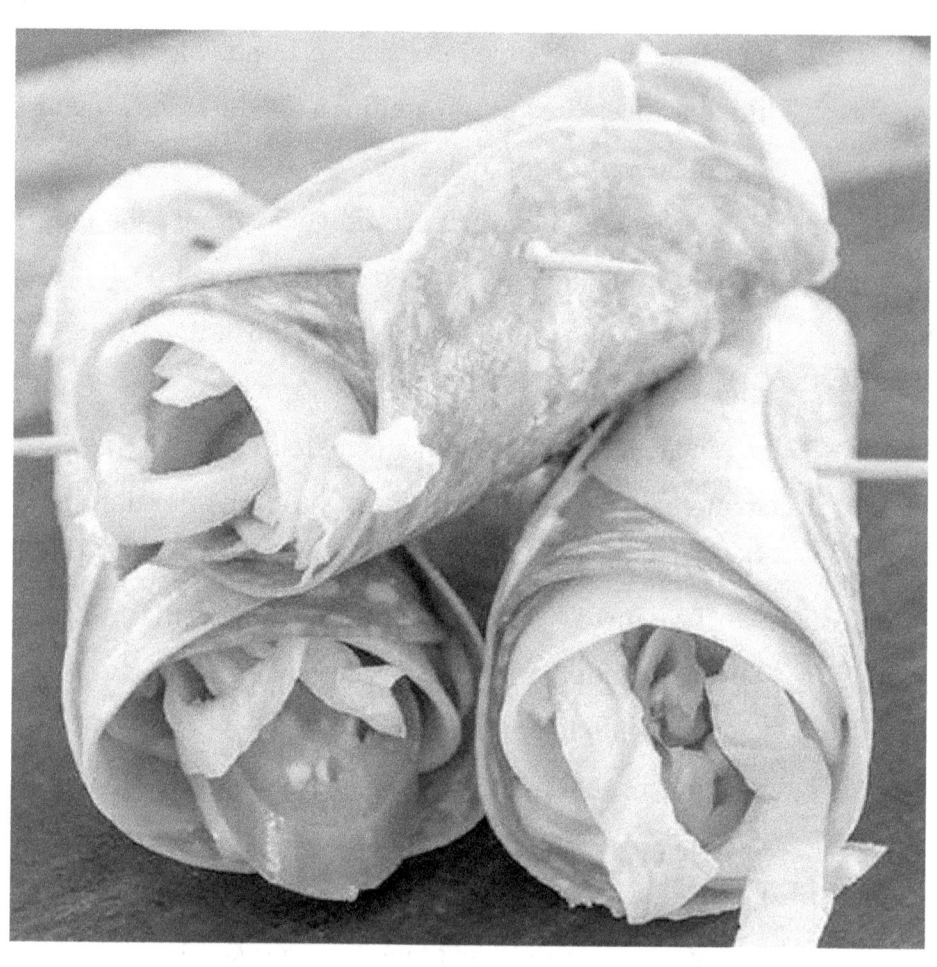

Leckere Steak Bowl

Es ist ein einfaches und erfüllendes Keto-Mittagessen! Versuch es!

Vorbereitungszeit: 15 Minuten
Garzeit: 8 Minuten
Portionen: 4

Zutaten:

- 16 Unzen Rocksteak
- 4 Unzen Pfeffer Jack Käse, zerkleinert
- 1 Tasse saure Sahne
- Salz und schwarzer Pfeffer nach Geschmack
- 1 Handvoll Koriander, gehackt
- Ein Spritzer Chipotle-Adobo-Sauce

Für die Guacamole:

- ¼ Tasse rote Zwiebel, gehackt
- 2 Avocados, entkernt und geschält
- Saft aus 1 Limette
- 1 Esslöffel Olivenöl
- 6 Kirschtomaten, gehackt
- 1 Knoblauchzehe, gehackt
- 1 Esslöffel Koriander, gehackt

- Salz und schwarzer Pfeffer nach Geschmack

Richtungen:

1. Avocados in eine Schüssel geben und mit einer Gabel zerdrücken.
2. Tomaten, rote Zwiebeln, Knoblauch, Salz und Pfeffer hinzufügen und gut umrühren.
3. Fügen Sie Olivenöl, Limettensaft und 1 Esslöffel Koriander hinzu, rühren Sie erneut sehr gut um und lassen Sie es vorerst beiseite.
4. Eine Pfanne bei starker Hitze erhitzen, Steak hinzufügen, mit Salz und Pfeffer würzen, auf jeder Seite 4 Minuten kochen, auf ein Schneidebrett geben, etwas abkühlen lassen und in dünne Streifen schneiden.
5. Das Steak in 4 Schalen teilen, Käse, Sauerrahm und Guacamole darüber geben und mit einem Schuss Chipotle-Adobo-Sauce servieren.

Genießen!

Ernährung: Kalorien 600, Fett 50, Ballaststoffe 6, Kohlenhydrate 5, Protein 30

Fleischbällchen und Pilaw

Dies ist ein ketogenes Mittagessen, das jeder genießen kann!

Vorbereitungszeit: 10 Minuten
Garzeit: 30 Minuten
Portionen: 4

Zutaten:

- 12 Unzen Blumenkohlröschen
- Salz und schwarzer Pfeffer nach Geschmack
- 1 Ei
- 1 Pfund Lamm, gemahlen
- 1 Teelöffel Fenchelsamen
- 1 Teelöffel Paprika
- 1 Teelöffel Knoblauchpulver
- 1 kleine gelbe Zwiebel, gehackt
- 2 gehackte Knoblauchzehen
- 2 Esslöffel Kokosöl
- 1 Bund Minze, gehackt
- 1 Esslöffel Zitronenschale
- 4 Unzen Ziegenkäse, zerbröckelt

Richtungen:
1. Legen Sie Blumenkohlröschen in Ihre Küchenmaschine, fügen Sie Salz hinzu und pulsieren Sie gut.
2. Eine Pfanne mit etwas Kokosöl einfetten, bei mittlerer Hitze erhitzen, Blumenkohlreis hinzufügen, 8 Minuten kochen lassen, mit Salz und Pfeffer abschmecken, Hitze abnehmen und warm halten.
3. In einer Schüssel Lammfleisch mit Salz, Pfeffer, Ei, Paprika, Knoblauchpulver und Fenchelsamen mischen und gut umrühren.
4. Formen Sie 12 Fleischbällchen und legen Sie sie vorerst auf einen Teller.
5. Eine Pfanne mit dem Kokosöl bei mittlerer Hitze erhitzen, Zwiebel hinzufügen, umrühren und 6 Minuten kochen lassen.

6. Knoblauch hinzufügen, umrühren und 1 Minute kochen lassen.
7. Fügen Sie Fleischbällchen hinzu, kochen Sie sie von allen Seiten gut und nehmen Sie die Hitze ab.
8. Blumenkohlreis auf Teller verteilen, Fleischbällchen und Zwiebelmischung darüber geben, Minze, Zitronenschale und Ziegenkäse darüber streuen und servieren.

Genießen!

Ernährung: Kalorien 470, Fett 43, Ballaststoffe 5, Kohlenhydrate 4, Protein 26

Leckere Brokkolisuppe

Probieren Sie diese hervorragende Suppe so schnell wie möglich!

Vorbereitungszeit: 10 Minuten
Garzeit: 30 Minuten
Portionen: 4

Zutaten:

- 1 weiße Zwiebel, gehackt
- 1 Esslöffel Ghee
- 2 Tassen Gemüsebrühe
- Salz und schwarzer Pfeffer nach Geschmack
- 2 Tassen Wasser
- 2 gehackte Knoblauchzehen
- 1 Tasse Sahne
- 8 Unzen Cheddar-Käse, gerieben
- 12 Unzen Brokkoliröschen
- ½ Teelöffel Paprika

Richtungen:

1. Einen Topf mit dem Ghee bei mittlerer Hitze erhitzen, Zwiebel und Knoblauch hinzufügen, umrühren und 5 Minuten kochen lassen.
2. Brühe, Sahne, Wasser, Salz, Pfeffer und Paprika hinzufügen, umrühren und zum Kochen bringen.
3. Brokkoli hinzufügen, umrühren und die Suppe 25 Minuten köcheln lassen.
4. In die Küchenmaschine geben und gut mischen.
5. Käse hinzufügen und erneut mischen.
6. In Suppentassen teilen und heiß servieren.

Genießen!

Ernährung: Kalorien 350, Fett 34, Ballaststoffe 7, Kohlenhydrate 7, Protein 11

Mittagessen grüner Bohnensalat

Es wird bald einer Ihrer Lieblings-Ketosalate!

Vorbereitungszeit: 10 Minuten
Garzeit: 5 Minuten
Portionen: 8

Zutaten:

- 2 Esslöffel Weißweinessig
- 1 und ½ Esslöffel Senf
- Salz und schwarzer Pfeffer nach Geschmack
- 2 Pfund grüne Bohnen
- 1/3 Tasse natives Olivenöl extra
- 1 ½ Tassen Fenchel, in dünne Scheiben geschnitten
- 4 Unzen Ziegenkäse, zerbröckelt
- ¾ Tasse Walnüsse, geröstet und gehackt

Richtungen:

1. Wasser in einen Topf geben, etwas Salz hinzufügen und bei mittlerer Hitze zum Kochen bringen.
2. Fügen Sie grüne Bohnen hinzu, kochen Sie sie 5 Minuten lang und geben Sie sie in eine mit Eiswasser gefüllte Schüssel.

3. Grüne Bohnen gut abtropfen lassen und in eine Salatschüssel geben.
4. Fügen Sie Walnüsse, Fenchel und Ziegenkäse hinzu und werfen Sie sie vorsichtig um.
5. In einer Schüssel Essig mit Senf, Salz, Pfeffer und Öl mischen und gut verquirlen.
6. Gießen Sie diesen über Salat, werfen Sie, um gut zu beschichten und dienen Sie zum Mittagessen.

Genießen!

Ernährung: Kalorien 200, Fett 14, Ballaststoffe 4, Kohlenhydrate 5, Protein 6

Kürbissuppe

Diese Ketosuppe ist sehr cremig und strukturiert! Sie sollten es heute wirklich zum Mittagessen probieren!

Vorbereitungszeit: 10 Minuten
Garzeit: 20 Minuten
Portionen: 6

Zutaten:

- ½ Tasse gelbe Zwiebel, gehackt
- 2 Esslöffel Olivenöl
- 1 Esslöffel Chipotles in Adobo-Sauce
- 1 Knoblauchzehe, gehackt
- 1 Teelöffel Kreuzkümmel, gemahlen
- 1 Teelöffel Koriander, gemahlen
- Eine Prise Piment
- 2 Tassen Kürbispüree
- Salz und schwarzer Pfeffer nach Geschmack
- 32 Unzen Hühnerbrühe
- ½ Tasse Sahne
- 2 Teelöffel Essig
- 2 Teelöffel Stevia

Richtungen:

1. Einen Topf mit dem Öl bei mittlerer Hitze erhitzen, Zwiebeln und Knoblauch hinzufügen, umrühren und 4 Minuten kochen lassen.
2. Stevia, Kreuzkümmel, Koriander, Chipotles und Kreuzkümmel hinzufügen, umrühren und 2 Minuten kochen lassen.
3. Brühe und Kürbispüree hinzufügen, umrühren und 5 Minuten kochen lassen.
4. Die Suppe mit einem Stabmixer gut mischen und dann mit Salz, Pfeffer, Sahne und Essig mischen.
5. Rühren, weitere 5 Minuten kochen lassen und in Schalen teilen.
6. Sofort servieren.

Genießen!

Ernährung: Kalorien 140, Fett 12, Ballaststoffe 3, Kohlenhydrate 6, Protein 2

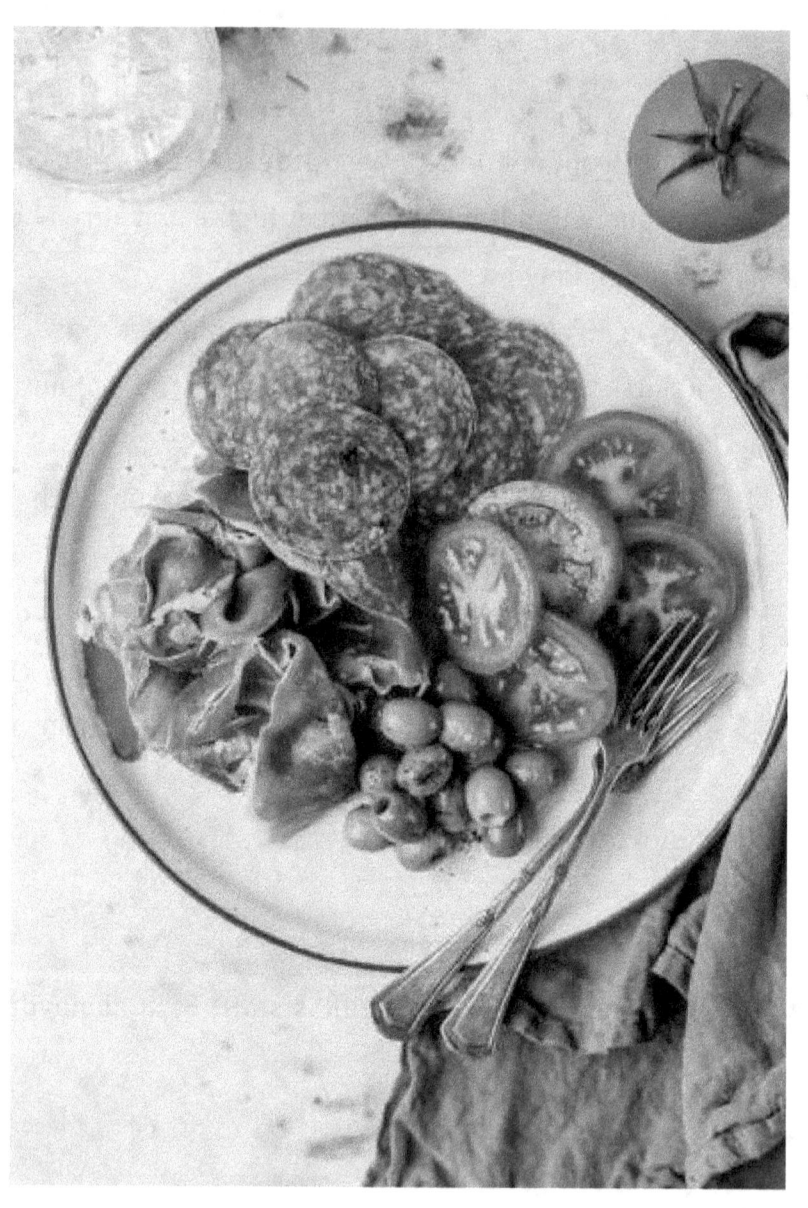

Köstlicher Auflauf mit grünen Bohnen

Das wird Sie sicher beeindrucken!

Vorbereitungszeit: 10 Minuten
Garzeit: 35 Minuten
Portionen: 8

Zutaten:

- 1 Pfund grüne Bohnen, halbiert
- Salz und schwarzer Pfeffer nach Geschmack
- ½ Tasse Mandelmehl
- 2 Esslöffel Ghee
- 8 Unzen Pilze, gehackt
- 4 Unzen Zwiebel, gehackt
- 2 Schalotten, gehackt
- 3 gehackte Knoblauchzehen
- ½ Tasse Hühnerbrühe
- ½ Tasse Sahne
- ¼ Tasse Parmesan, gerieben
- Avocadoöl zum Braten

Richtungen:

1. Etwas Wasser in einen Topf geben, Salz hinzufügen, bei mittlerer Hitze zum Kochen bringen, grüne Bohnen hinzufügen, 5 Minuten kochen lassen, in eine mit Eiswasser gefüllte Schüssel geben, abkühlen lassen, gut abtropfen lassen und vorerst beiseite lassen.
2. In einer Schüssel Schalotten mit Zwiebeln, Mandelmehl, Salz und Pfeffer mischen und zum Überziehen werfen.
3. Eine Pfanne mit etwas Avocadoöl bei mittlerer Hitze erhitzen, Zwiebeln und Schalotten mischen, goldbraun braten.
4. Auf Papiertücher legen und Fett abtropfen lassen.
5. Die gleiche Pfanne bei mittlerer Hitze erhitzen, Ghee hinzufügen und schmelzen.
6. Knoblauch und Champignons hinzufügen, umrühren und 5 Minuten kochen lassen.
7. Brühe und Sahne hinzufügen, umrühren, zum Kochen bringen und köcheln lassen, bis es dick wird.

8. Fügen Sie Parmesan und grüne Bohnen hinzu, werfen Sie sie zum Überziehen und nehmen Sie die Hitze ab.
9. Übertragen Sie diese Mischung auf eine Auflaufform, streuen Sie die knusprige Zwiebelmischung darüber, geben Sie sie bei 400 ° F in den Ofen und backen Sie sie 15 Minuten lang.
10. Warm servieren.

Genießen!

Ernährung: Kalorien 155, Fett, 11, Ballaststoffe 6, Kohlenhydrate 8, Protein 5

Einfaches Mittagessen Apfelsalat

Das ist nicht nur ketogen! Es ist auch sehr lecker!

Vorbereitungszeit: 10 Minuten
Garzeit: 0 Minuten
Portionen: 4

Zutaten:

- 2 Tassen Brokkoliröschen, grob gehackt
- 2 Unzen Pekannüsse, gehackt
- 1 Apfel, entkernt und gerieben
- 1 Frühlingszwiebelstiel, fein gehackt
- Salz und schwarzer Pfeffer nach Geschmack
- 2 Teelöffel Mohn
- 1 Teelöffel Apfelessig
- ¼ Tasse Mayonnaise
- ½ Teelöffel Zitronensaft
- ¼ Tasse saure Sahne

Richtungen:
1. In einer Salatschüssel Apfel mit Brokkoli, Frühlingszwiebeln und Pekannüssen mischen und umrühren.
2. Mohn, Salz und Pfeffer hinzufügen und vorsichtig umrühren.
3. In einer Schüssel Mayo mit Sauerrahm, Essig und Zitronensaft mischen und gut verquirlen.
4. Gießen Sie diesen über Salat, werfen Sie, um gut zu beschichten und servieren Sie kalt zum Mittagessen!

Genießen!

Ernährung: Kalorien 250, Fett 23, Ballaststoffe 4, Kohlenhydrate 4, Protein 5

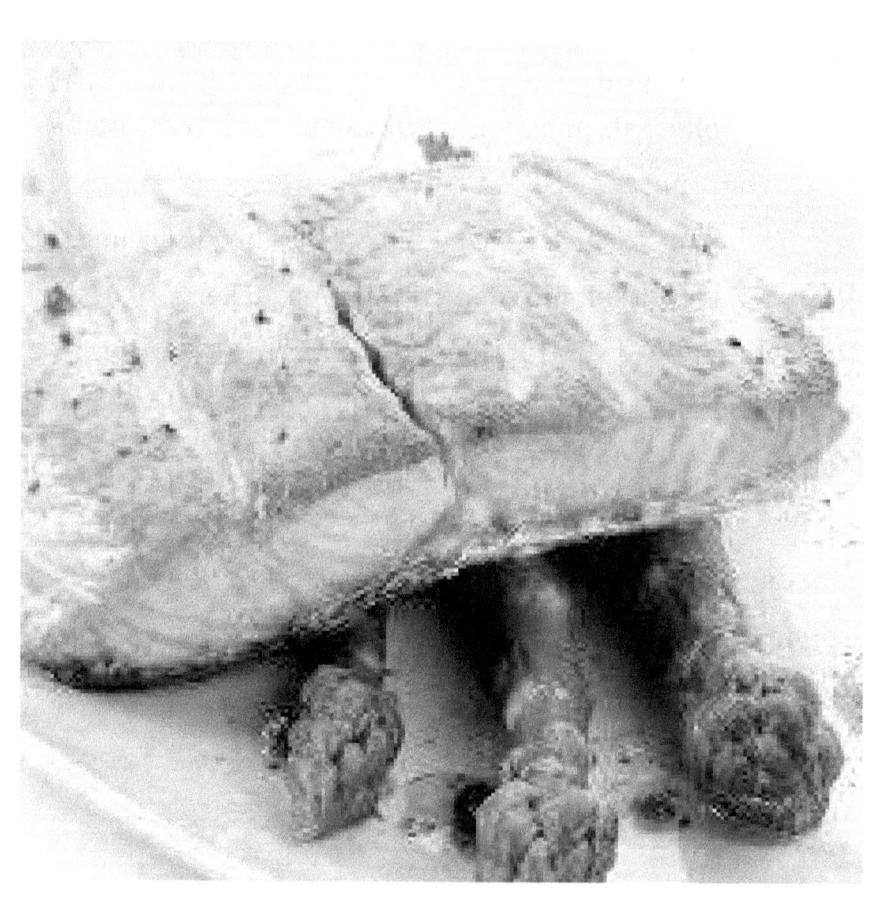

Einführung

Möchten Sie Ihr Leben verändern? Möchten Sie eine gesündere Person werden, die ein neues und verbessertes Leben genießen kann? Dann sind Sie hier genau richtig. Sie sind dabei, eine wunderbare und sehr gesunde Ernährung zu entdecken, die Millionen von Menschenleben verändert hat. Wir sprechen über die ketogene Ernährung, einen Lebensstil, der Sie faszinieren und Sie in kürzester Zeit zu einer neuen Person machen wird.
Lehnen wir uns also zurück, entspannen uns und erfahren mehr über die ketogene Ernährung.

Eine Ketodiät ist eine kohlenhydratarme. Dies ist das erste und eines der wichtigsten Dinge, die Sie jetzt tun sollten. Während einer solchen Diät bildet Ihr Körper Ketone in Ihrer Leber und diese werden als Energie verwendet.
Ihr Körper wird weniger Insulin und Glukose produzieren und ein Zustand der Ketose wird induziert.
Ketose ist ein natürlicher Prozess, der auftritt, wenn unsere Nahrungsaufnahme geringer als gewöhnlich ist. Der Körper wird sich bald an diesen Zustand anpassen und Sie werden in kürzester Zeit Gewicht verlieren können, aber Sie werden auch gesünder und

Ihre körperlichen und geistigen Leistungen werden sich verbessern.

Ihr Blutzuckerspiegel wird sich verbessern und Sie werden nicht für Diabetes prädisponiert sein.

Auch Epilepsie und Herzerkrankungen können verhindert werden, wenn Sie sich ketogen ernähren.

Ihr Cholesterin wird sich verbessern und Sie werden sich in kürzester Zeit erstaunlich fühlen.

Wie klingt das?

Eine ketogene Diät ist einfach und leicht zu befolgen, solange Sie einige einfache Regeln befolgen. Sie müssen keine großen Änderungen vornehmen, aber es gibt einige Dinge, die Sie wissen sollten.

Also los geht's!

Wenn Sie sich ketogen ernähren, können Sie nicht essen:
- Körner wie Mais, Getreide, Reis usw.
- Früchte wie Bananen
- Zucker
- Trockene Bohnen
- Honig
- Kartoffeln
- Yamswurzeln

Wenn Sie sich ketogen ernähren, können Sie Folgendes essen:

- Grüns wie Spinat, grüne Bohnen, Grünkohl, Bok Choy usw.
- Fleisch wie Geflügel, Fisch, Schweinefleisch, Lammfleisch, Rindfleisch usw.
- Eier
- Oberirdisches Gemüse wie Blumenkohl oder Brokkoli, Napa-Kohl oder normaler Kohl
- Nüsse und Samen
- Käse
- Ghee oder Butter
- Avocados und alle Arten von Beeren
- Süßstoffe wie Erythrit, Splenda, Stevia und andere, die nur wenige Kohlenhydrate enthalten
- Kokosnussöl
- Avocadoöl
- Olivenöl

Die Liste der Lebensmittel, die Sie während einer Ketodiät essen dürfen, ist freizügig und reichhaltig, wie Sie selbst sehen können. Wir sind der Meinung, dass es für Sie ziemlich einfach sein sollte, eine solche Diät zu beginnen.

Wenn Sie diese Wahl bereits getroffen haben, ist es Zeit, dass Sie unsere erstaunliche Keto-Rezeptsammlung überprüfen.

Sie werden 50 der besten ketogenen Meeresfrüchte- und Geflügelrezepte der Welt entdecken und bald in der Lage sein, jedes einzelne dieser Rezepte zuzubereiten.

Beginnen wir jetzt unsere magische kulinarische Reise!
Ketogener Lebensstil... hier kommen wir!
Genießen!

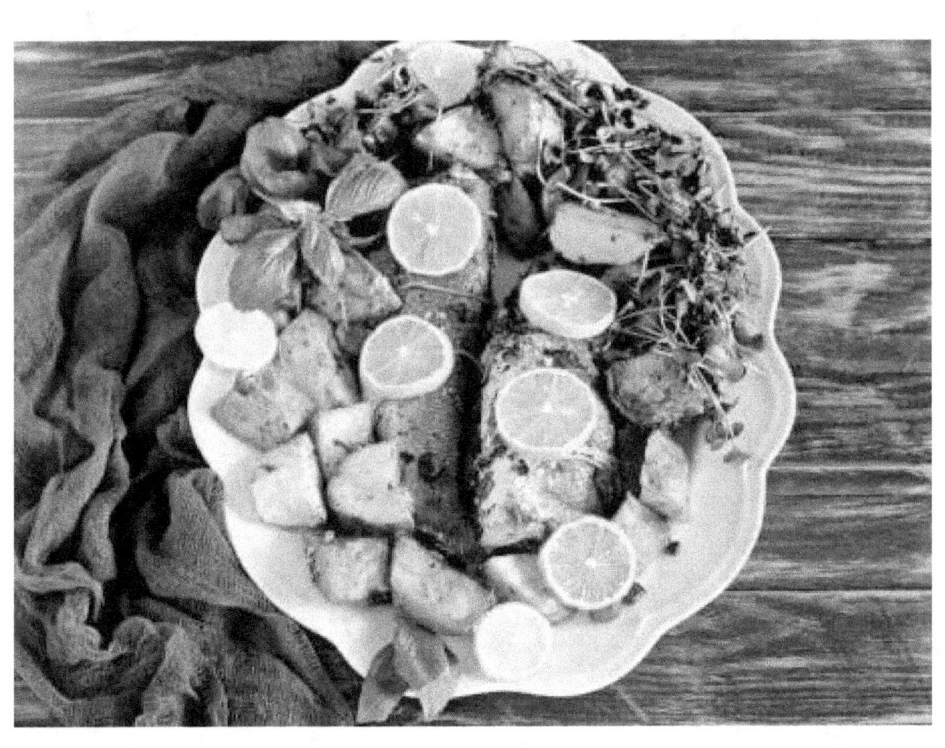

Meeresfrüchte

Shrimp Stew

Haben Sie jemals so etwas versucht?

Vorbereitungszeit: 10 Minuten
Garzeit: 15 Minuten
Portionen: 6

Zutaten:

- ¼ Tasse gelbe Zwiebel, gehackt
- ¼ Tasse Olivenöl
- 1 Knoblauchzehe, gehackt
- 1 und ½ Pfund Garnelen, geschält und entdarmt
- ¼ Tasse roter Pfeffer, geröstet und gehackt
- 14 Unzen Tomatenkonserven, gehackt
- ¼ Tasse Koriander, gehackt
- 2 Esslöffel Sriracha-Sauce
- 1 Tasse Kokosmilch
- Salz und schwarzer Pfeffer nach Geschmack
- 2 Esslöffel Limettensaft

Richtungen:

1. Eine Pfanne mit dem Öl bei mittlerer Hitze erhitzen, Zwiebel hinzufügen, umrühren und 4 Minuten kochen lassen.
2. Paprika und Knoblauch hinzufügen, umrühren und weitere 4 Minuten kochen lassen.
3. Koriander, Tomaten und Garnelen hinzufügen, umrühren und kochen, bis die Garnelen rosa werden.
4. Kokosmilch und Sriracha-Sauce hinzufügen, umrühren und leicht köcheln lassen.
5. Salz, Pfeffer und Limettensaft hinzufügen, umrühren, in Schalen geben und servieren.

Genießen!

Ernährung: Kalorien 250, Fett 12, Ballaststoffe 3, Kohlenhydrate 5, Protein 20

Garnelen Alfredo

Es sieht unglaublich aus!

Vorbereitungszeit: 10 Minuten
Garzeit: 20 Minuten
Portionen: 4

Zutaten:

- 8 Unzen Pilze, gehackt
- 1 Spargelbündel, in mittlere Stücke geschnitten
- 1 Pfund Garnelen, geschält und entdarmt
- Salz und schwarzer Pfeffer nach Geschmack
- 1 Spaghettikürbis, halbiert
- 2 Esslöffel Olivenöl
- 2 Teelöffel italienisches Gewürz
- 1 gelbe Zwiebel, gehackt
- 1 Teelöffel rote Pfefferflocken, zerkleinert
- ¼ Tasse Ghee
- 1 Tasse Parmesan, gerieben
- 2 gehackte Knoblauchzehen
- 1 Tasse Sahne

Richtungen:

1. Legen Sie die Kürbishälften auf ein ausgekleidetes Backblech, geben Sie sie bei 40 ° C in den Ofen und braten Sie sie 40 Minuten lang.
2. Innen schöpfen und in eine Schüssel geben.
3. Wasser in einen Topf geben, etwas Salz hinzufügen, bei mittlerer Hitze zum Kochen bringen, Spargel hinzufügen, einige Minuten dämpfen, in eine mit Eiswasser gefüllte Schüssel geben, abtropfen lassen und ebenfalls beiseite stellen.
4. Eine Pfanne mit dem Öl bei mittlerer Hitze erhitzen, Zwiebeln und Pilze hinzufügen, umrühren und 7 Minuten kochen lassen.
5. Pfefferflocken, italienisches Gewürz, Salz, Pfeffer, Kürbis und Spargel hinzufügen, umrühren und noch einige Minuten kochen lassen.

6. Eine weitere Pfanne mit dem Ghee bei mittlerer Hitze erhitzen, Sahne, Knoblauch und Parmesan hinzufügen, umrühren und 5 Minuten kochen lassen.
7. Garnelen in diese Pfanne geben, umrühren und 7 Minuten kochen lassen.
8. Gemüse auf Teller verteilen, mit Garnelen und Sauce belegen und servieren.

Genießen!

Ernährung: Kalorien 455, Fett 6, Ballaststoffe 5, Kohlenhydrate 4, Protein 13

Garnelen- und Schneeerbsensuppe

Dies ist eine der besten Möglichkeiten, um Garnelen zu genießen!

Vorbereitungszeit: 10 Minuten
Garzeit: 10 Minuten
Portionen: 4

Zutaten:

- 4 Frühlingszwiebeln, gehackt
- 1 und ½ Esslöffel Kokosöl
- 1 kleine Ingwerwurzel, fein gehackt
- 8 Tassen Hühnerbrühe
- ¼ Tasse Kokosaminos
- 5 Unzen Bambussprossen in Dosen, in Scheiben geschnitten
- Schwarzer Pfeffer nach Geschmack
- ¼ Teelöffel Fischsauce
- 1 Pfund Garnelen, geschält und entdarmt
- ½ Pfund Schneeerbsen
- 1 Esslöffel Sesamöl
- ½ Esslöffel Chiliöl

Richtungen:

1. Einen Topf mit dem Kokosöl bei mittlerer Hitze erhitzen, Frühlingszwiebeln und Ingwer hinzufügen, umrühren und 2 Minuten kochen lassen.
2. Kokos-Aminosäuren, Brühe, schwarzen Pfeffer und Fischsauce hinzufügen, umrühren und zum Kochen bringen.
3. Garnelen, Erbsen und Bambussprossen hinzufügen, umrühren und 3 Minuten kochen lassen.
4. Sesamöl und heißes Chiliöl hinzufügen, umrühren, in Schalen teilen und servieren.

Genießen!

Ernährung: Kalorien 200, Fett 3, Ballaststoffe 2, Kohlenhydrate 4, Protein 14

Einfache Muschelschale

Sie brauchen nur einige einfache Zutaten, um ein leckeres und schnelles Gericht zuzubereiten!

Vorbereitungszeit: 5 Minuten
Garzeit: 5 Minuten
Portionen: 4

Zutaten:

- 2 Pfund Muscheln, entbeint und geschrubbt
- 2 gehackte Knoblauchzehen
- 1 Esslöffel Ghee
- Ein Spritzer Zitronensaft

Richtungen:

1. Etwas Wasser in einen Topf geben, Muscheln hinzufügen, bei mittlerer Hitze zum Kochen bringen, 5 Minuten kochen lassen, Hitze abnehmen, ungeöffnete Muscheln wegwerfen und in eine Schüssel geben.
2. In einer anderen Schüssel Ghee mit Knoblauch und Zitronensaft mischen, verquirlen und 1 Minute in der Mikrowelle erhitzen.
3. Muscheln übergießen und sofort servieren.

Genießen!

Ernährung: Kalorien 50, Fett 1, Faser 0, Kohlenhydrate 0,5, Protein 2

Einfache gebratene Calamari und leckere Sauce

Dies ist eines unserer Lieblingsgerichte für Keto Calamari!

Vorbereitungszeit: 10 Minuten
Garzeit: 20 Minuten
Portionen: 2

Zutaten:

- 1 Tintenfisch, in mittlere Ringe schneiden
- Eine Prise Cayennepfeffer
- 1 Ei, geschlagen
- 2 Esslöffel Kokosmehl
- Salz und schwarzer Pfeffer nach Geschmack
- Kokosöl zum Braten
- 1 Esslöffel Zitronensaft
- 4 Esslöffel Mayo
- 1 Teelöffel Sriracha-Sauce

Richtungen:

1. Tintenfischringe mit Salz, Pfeffer und Cayennepfeffer würzen und in eine Schüssel geben.
2. In einer Schüssel das Ei mit Salz, Pfeffer und Kokosmehl verquirlen und gut verquirlen.
3. Calamari-Ringe in dieser Mischung ausbaggern.
4. Erhitzen Sie eine Pfanne mit ausreichend Kokosöl bei mittlerer Hitze, fügen Sie Calamari-Ringe hinzu und kochen Sie sie, bis sie auf beiden Seiten goldfarben sind.
5. Auf Papiertücher legen, Fett abtropfen lassen und in eine Schüssel geben.
6. In einer anderen Schüssel Mayo mit Zitronensaft und Sriracha-Sauce mischen, gut umrühren und die Calamari-Ringe mit dieser Sauce auf der Seite servieren.

Genießen!

Ernährung: Kalorien 345, Fett 32, Faser 3, Kohlenhydrate 3, Protein 13

Gebackene Calamari und Garnelen

Dieses ketogene Fischgericht ist großartig!

Vorbereitungszeit: 10 Minuten
Garzeit: 20 Minuten
Portionen: 1

Zutaten:

- 8 Unzen Calamari, in mittlere Ringe geschnitten
- 7 Unzen Garnelen, geschält und entdarmt
- 1 Eier
- 3 Esslöffel Kokosmehl
- 1 Esslöffel Kokosöl
- 2 Esslöffel Avocado, gehackt
- 1 Teelöffel Tomatenmark
- 1 Esslöffel Mayonnaise
- Ein Spritzer Worcestershire-Sauce
- 1 Teelöffel Zitronensaft
- 2 Zitronenscheiben
- Salz und schwarzer Pfeffer nach Geschmack
- ½ Teelöffel Kurkuma

Richtungen:
1. In einer Schüssel das Ei mit Kokosöl verquirlen.
2. Fügen Sie Calamari-Ringe und Garnelen hinzu und werfen Sie sie zum Überziehen.
3. Mehl in einer anderen Schüssel mit Salz, Pfeffer und Kurkuma mischen und umrühren.
4. Calamari und Garnelen in diese Mischung eintauchen, alles auf ein ausgekleidetes Backblech legen, bei 400 Grad in den Ofen geben und 10 Minuten backen.
5. Calamari und Garnelen wenden und weitere 10 Minuten backen.
6. In einer Schüssel Avocado mit Mayo und Tomatenmark mischen und mit einer Gabel zerdrücken.
7. Fügen Sie Worcestershire-Sauce, Zitronensaft, Salz und Pfeffer hinzu und rühren Sie gut um.
8. Gebackene Calamari und Garnelen auf Teller verteilen und mit der Sauce und dem Zitronensaft dazu servieren.

Genießen!

Ernährung: Kalorien 368, Fett 23, Faser 3, Kohlenhydrate 10, Protein 34

Krakensalat

Es ist so frisch und leicht!

Vorbereitungszeit: 10 Minuten
Garzeit: 40 Minuten
Portionen: 2

Zutaten:

- 21 Unzen Tintenfisch, gespült
- Saft von 1 Zitrone
- 4 Selleriestangen, gehackt
- 3 Unzen Olivenöl
- Salz und schwarzer Pfeffer nach Geschmack
- 4 Esslöffel Petersilie, gehackt

Richtungen:

1. Den Tintenfisch in einen Topf geben, Wasser zudecken, Topf abdecken, bei mittlerer Hitze zum Kochen bringen, 40 Minuten kochen lassen, abtropfen lassen und abkühlen lassen.
2. Oktopus hacken und in eine Salatschüssel geben.
3. Selleriestangen, Petersilie, Öl und Zitronensaft hinzufügen und gut verrühren.
4. Mit Salz und Pfeffer würzen, nochmals umrühren und servieren.

Genießen!

Ernährung: Kalorien 140, Fett 10, Ballaststoffe 3, Kohlenhydrate 6, Protein 23

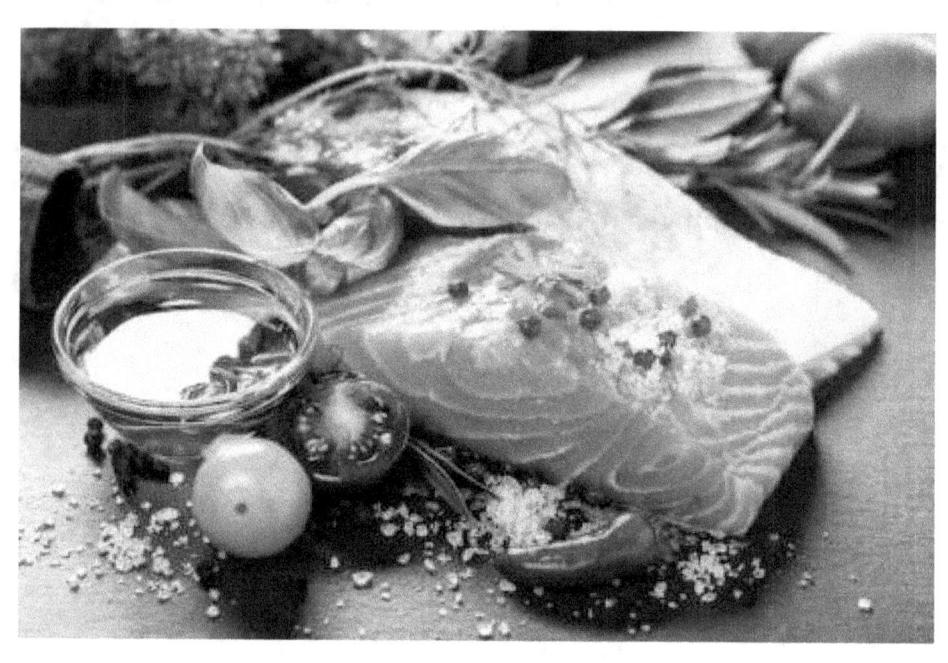

Muschelsuppe

Es ist perfekt für einen sehr kalten Wintertag!

Vorbereitungszeit: 10 Minuten
Garzeit: 2 Stunden
Portionen: 4

Zutaten:

- 1 Tasse Selleriestangen, gehackt
- Salz und schwarzer Pfeffer nach Geschmack
- 1 Teelöffel Thymian, gemahlen
- 2 Tassen Hühnerbrühe
- 14 Unzen Dosen Baby Muscheln
- 2 Tassen Schlagsahne
- 1 Tasse Zwiebel, gehackt
- 13 Speckscheiben, gehackt

Richtungen:

1. Eine Pfanne bei mittlerer Hitze erhitzen, Speckscheiben hinzufügen, anbräunen und in eine Schüssel geben.
2. Die gleiche Pfanne bei mittlerer Hitze erhitzen, Sellerie und Zwiebel hinzufügen, umrühren und 5 Minuten kochen lassen.
3. Übertragen Sie alles in Ihren Crockpot, fügen Sie außerdem Speck, Muscheln, Salz, Pfeffer, Brühe, Thymian und Schlagsahne hinzu, rühren Sie um und kochen Sie 2 Stunden lang auf Hoch.
4. In Schalen teilen und servieren.

Genießen!

Ernährung: Kalorien 420, Fett 22, Ballaststoffe 0, Kohlenhydrate 5, Protein 25

Köstliche Flunder und Garnelen

Sie haben gerade die Gelegenheit bekommen, ein erstaunliches Keto-Rezept zu lernen!

Vorbereitungszeit: 10 Minuten
Garzeit: 20 Minuten
Portionen: 4

Zutaten:

Zum Würzen:

- 2 Teelöffel Zwiebelpulver
- 2 Teelöffel Thymian, getrocknet
- 2 Teelöffel süßer Paprika
- 2 Teelöffel Knoblauchpulver
- Salz und schwarzer Pfeffer nach Geschmack
- ½ Teelöffel Piment, gemahlen
- 1 Teelöffel Oregano, getrocknet
- Eine Prise Cayennepfeffer
- ¼ Teelöffel Muskatnuss, gemahlen
- ¼ Teelöffel Nelken
- Eine Prise Zimtpulver

Für die Etouffee:

- 2 Schalotten, gehackt
- 1 Esslöffel Ghee
- 8 Unzen Speck, in Scheiben geschnitten
- 1 grüne Paprika, gehackt
- 1 Selleriestange, gehackt
- 2 Esslöffel Kokosmehl
- 1 Tomate, gehackt
- 4 gehackte Knoblauchzehen
- 8 Unzen Garnelen, geschält, entdarmt und gehackt
- 2 Tassen Hühnerbrühe
- 1 Esslöffel Kokosmilch
- Eine Handvoll gehackte Petersilie
- 1 Teelöffel Tabasco-Sauce
- Salz und schwarzer Pfeffer nach Geschmack

Für die Flunder:
- 4 Flunderfilets
- 2 Esslöffel Ghee

Richtungen:

1. In einer Schüssel Paprika mit Thymian, Knoblauch und Zwiebelpulver, Salz, Pfeffer, Oregano, Piment, Cayennepfeffer, Nelken, Muskatnuss und Zimt mischen und umrühren.
2. Reservieren Sie 2 Esslöffel dieser Mischung, reiben Sie die Flunder mit dem Rest und lassen Sie sie beiseite.
3. Eine Pfanne bei mittlerer Hitze erhitzen, Speck hinzufügen, umrühren und 6 Minuten kochen lassen.
4. Sellerie, Paprika, Schalotten und 1 Esslöffel Ghee hinzufügen, umrühren und 4 Minuten kochen lassen.
5. Fügen Sie Tomate und Knoblauch hinzu, rühren Sie sich und kochen Sie für 4 Minuten.
6. Fügen Sie Kokosmehl und reservierte Gewürze hinzu, rühren Sie um und kochen Sie für 2 Minuten mehr.
7. Hühnerbrühe hinzufügen und zum Kochen bringen.
8. In der Zwischenzeit eine Pfanne mit 2 EL Ghee bei mittlerer Hitze erhitzen, Fisch hinzufügen, 2 Minuten kochen lassen, umdrehen und weitere 2 Minuten schneiden.
9. Garnelen mit der Brühe in die Pfanne geben, umrühren und 2 Minuten kochen lassen.
10. Petersilie, Salz, Pfeffer, Kokosmilch und Tabasco-Sauce hinzufügen, umrühren und die Hitze abnehmen.

11. Den Fisch auf Teller verteilen, mit der Garnelensauce belegen und servieren.

Genießen!

Ernährung: Kalorien 200, Fett 5, Ballaststoffe 7, Kohlenhydrate 4, Protein 20

Krabbensalat

Servieren Sie diesen frischen Salat heute Abend zum Abendessen!

Vorbereitungszeit: 10 Minuten
Garzeit: 10 Minuten
Portionen: 4

Zutaten:

- 2 Esslöffel Olivenöl
- 1 Pfund Garnelen, geschält und entdarmt
- Salz und schwarzer Pfeffer nach Geschmack
- 2 Esslöffel Limettensaft
- 3 Endivien, Blätter getrennt
- 3 Esslöffel Petersilie, gehackt
- 2 Teelöffel Minze, gehackt
- 1 Esslöffel Estragon, gehackt
- 1 Esslöffel Zitronensaft
- 2 Esslöffel Mayonnaise
- 1 Teelöffel Limettenschale
- ½ Tasse saure Sahne

Richtungen:

1. Garnelen in einer Schüssel mit Salz, Pfeffer und Olivenöl mischen, zum Überziehen werfen und auf einem ausgekleideten Backblech verteilen.
2. Garnelen bei 400 Grad in den Ofen geben und 10 Minuten backen.
3. Fügen Sie Limettensaft hinzu, werfen Sie sie, um wieder zu beschichten, und lassen Sie für jetzt beiseite.
4. In einer Schüssel Mayo mit Sauerrahm, Limettenschale, Zitronensaft, Salz, Pfeffer, Estragon, Minze und Petersilie mischen und gut umrühren.
5. Garnelen hacken, zum Salatdressing geben, alles überziehen und in Endivienblätter geben.
6. Sofort servieren.

Genießen!

Ernährung: Kalorien 200, Fett 11, Ballaststoffe 2, Kohlenhydrate 1, Protein 13

Leckere Austern

Dieses besondere und aromatisierte Gericht ist hier, um Sie zu beeindrucken!

Vorbereitungszeit: 10 Minuten
Garzeit: 0 Minuten
Portionen: 4

Zutaten:

- 12 Austern, geschält
- Saft von 1 Zitrone
- Saft aus 1 Orange
- Schale von 1 Orange
- Saft aus 1 Limette
- Schale von 1 Limette
- 2 Esslöffel Ketchup
- 1 gehackter Serrano-Chili-Pfeffer
- 1 Tasse Tomatensaft
- ½ Teelöffel Ingwer, gerieben
- ¼ Teelöffel Knoblauch, gehackt
- Salz nach Geschmack
- ¼ Tasse Olivenöl

- ¼ Tasse Koriander, gehackt
- ¼ Tasse Frühlingszwiebeln, gehackt

Richtungen:

1. In einer Schüssel Zitronensaft, Orangensaft, Orangenschale, Limettensaft und -schale, Ketchup, Chili, Tomatensaft, Ingwer, Knoblauch, Öl, Frühlingszwiebeln, Koriander und Salz mischen und gut umrühren.
2. Löffel dies in Austern und servieren Sie sie. Genießen!

Ernährung: Kalorien 100, Fett 1, Faser 0, Kohlenhydrate 2, Protein 5

Unglaubliche Lachsröllchen

Dieses asiatische Gericht ist einfach köstlich!

Vorbereitungszeit: 10 Minuten
Garzeit: 0 Minuten
Portionen: 12

Zutaten:

- 2 Nori-Samen
- 1 kleine Avocado, entkernt, geschält und fein gehackt
- 6 Unzen geräucherter Lachs. Geschnitten
- 4 Unzen Frischkäse
- 1 Gurke, in Scheiben geschnitten
- 1 Teelöffel Wasabipaste
- Gepflückter Ingwer zum Servieren

Richtungen:
1. Legen Sie Noriblätter auf eine Sushi-Matte.
2. Teilen Sie Lachsscheiben darauf sowie Avocado- und Gurkenscheiben.
3. In einer Schüssel Frischkäse mit Wasabipaste mischen und gut umrühren.
4. Verteilen Sie dies auf Gurkenscheiben, rollen Sie Ihre Noriblätter, drücken Sie gut, schneiden Sie jedes in 6 Stücke und servieren Sie es mit eingelegtem Ingwer.

Genießen!

Ernährung: Kalorien 80, Fett 6, Ballaststoffe 1, Kohlenhydrate 2, Protein 4

Lachsspieße

Diese sind einfach herzustellen und sehr gesund!

Vorbereitungszeit: 10 Minuten
Garzeit: 8 Minuten
Portionen: 4

Zutaten:

- 12 Unzen Lachsfilet, gewürfelt
- 1 rote Zwiebel, in Stücke geschnitten
- ½ rote Paprika in Stücke geschnitten
- ½ grüne Paprika in Stücke geschnitten
- ½ in Stücke geschnittene Orangenpfeffer
- Saft aus 1 Zitrone
- Salz und schwarzer Pfeffer nach Geschmack
- Ein Spritzer Olivenöl

Richtungen:

1. Fädeln Sie die Spieße mit Zwiebeln, rotem, grünem und orangefarbenem Pfeffer und Lachswürfeln ein.
2. Würzen Sie sie mit Salz und Pfeffer, Nieselregenöl und Zitronensaft und legen Sie sie bei mittlerer Hitze auf den vorgeheizten Grill.
3. Auf jeder Seite 4 Minuten kochen lassen, auf Teller verteilen und servieren.

Genießen!

Ernährung: Kalorien 150, Fett 3, Ballaststoffe 6, Kohlenhydrate 3, Protein 8

Gegrillte Garnele

Dies ist perfekt! Probieren Sie es einfach aus!

Vorbereitungszeit: 20 Minuten
Garzeit: 10 Minuten
Portionen: 4

Zutaten:

- 1 Pfund Garnelen, geschält und entdarmt
- 1 Esslöffel Zitronensaft
- 1 Knoblauchzehe, gehackt
- ½ Tasse Basilikumblätter
- 1 Esslöffel Pinienkerne, geröstet
- 2 Esslöffel Parmesan, gerieben
- 2 Esslöffel Olivenöl
- Salz und schwarzer Pfeffer nach Geschmack

Richtungen:

1. Mischen Sie in Ihrer Küchenmaschine Parmesan mit Basilikum, Knoblauch, Pinienkernen, Öl, Salz, Pfeffer und Zitronensaft und mischen Sie alles gut.
2. Übertragen Sie diese in eine Schüssel, fügen Sie Garnelen hinzu, werfen Sie sie zum Überziehen und lassen Sie sie 20 Minuten lang beiseite.
3. Fädeln Sie die Spieße mit marinierten Garnelen ein, legen Sie sie bei mittlerer Hitze auf den vorgeheizten Grill, kochen Sie sie 3 Minuten lang, drehen Sie sie um und kochen Sie sie weitere 3 Minuten lang.
4. Auf Tellern anrichten und servieren.

Genießen!

Ernährung: Kalorien 185, Fett 11, Faser 0, Kohlenhydrate 2, Protein 13

Calamari-Salat

Es ist eine ausgezeichnete Wahl für einen Sommertag!

Vorbereitungszeit: 30 Minuten
Garzeit: 4 Minuten
Portionen: 4

Zutaten:

- 2 lange rote Chilis, gehackt
- 2 kleine rote Chilis, gehackt
- 2 gehackte Knoblauchzehen
- 3 grüne Zwiebeln, gehackt
- 1 Esslöffel Balsamico-Essig
- Salz und schwarzer Pfeffer nach Geschmack
- Saft von 1 Zitrone
- 6 Pfund Calamari Hauben, Tentakeln reserviert
- 3,5 Unzen Olivenöl
- 3 Unzen Rakete zum Servieren

Richtungen:

1. In einer Schüssel lange rote Chilis mit kleinen roten Chilis, Frühlingszwiebeln, Essig, der Hälfte des Öls, Knoblauch, Salz, Pfeffer und Zitronensaft mischen und gut umrühren.
2. Calamari und Tentakeln in eine Schüssel geben, mit Salz und Pfeffer würzen, den Rest des Öls beträufeln, zum Überziehen werfen und bei mittlerer Hitze auf den vorgeheizten Grill legen.
3. Auf jeder Seite 2 Minuten kochen lassen und in die von Ihnen zubereitete Chili-Marinade geben.
4. Zum Überziehen werfen und 30 Minuten ruhen lassen.
5. Rucola auf Teller legen, mit Calamari und Marinade belegen und servieren.

Genießen!

Ernährung: Kalorien 200, Fett 4, Ballaststoffe 2, Kohlenhydrate 2, Protein 7

Kabeljausalat

Es lohnt sich immer, etwas Neues auszuprobieren!

Vorbereitungszeit: 2 Stunden und 10 Minuten
Garzeit: 20 Minuten
Portionen: 8

Zutaten:

- 2 Tassen Pimiento-Paprika, gehackt
- 2 Pfund Kabeljau
- 1 Tasse Petersilie, gehackt
- 1 Tasse Kalamata-Oliven, entkernt und gehackt
- 6 Esslöffel Kapern
- ¾ Tasse Olivenöl
- Salz und schwarzer Pfeffer nach Geschmack
- Saft aus 2 Zitronen
- 4 gehackte Knoblauchzehen
- 2 Sellerierippen, gehackt
- ½ Teelöffel rote Chiliflocken
- 1 Escarolenkopf, Blätter getrennt

Richtungen:

1. Kabeljau in einen Topf geben, mit Wasser bedecken, bei mittlerer Hitze zum Kochen bringen, 20 Minuten kochen lassen, abtropfen lassen und in mittlere Stücke schneiden.
2. Kabeljau in eine Salatschüssel geben, Paprika, Petersilie, Oliven, Kapern, Sellerie, Knoblauch, Zitronensaft, Salz, Pfeffer, Olivenöl und Chiliflocken hinzufügen und zum Überziehen werfen.
3. Escarole-Blätter auf einer Platte anrichten, Kabeljausalat hinzufügen und servieren.

Genießen!

Ernährung: Kalorien 240, Fett 4, Ballaststoffe 2, Kohlenhydrate 6, Protein 9

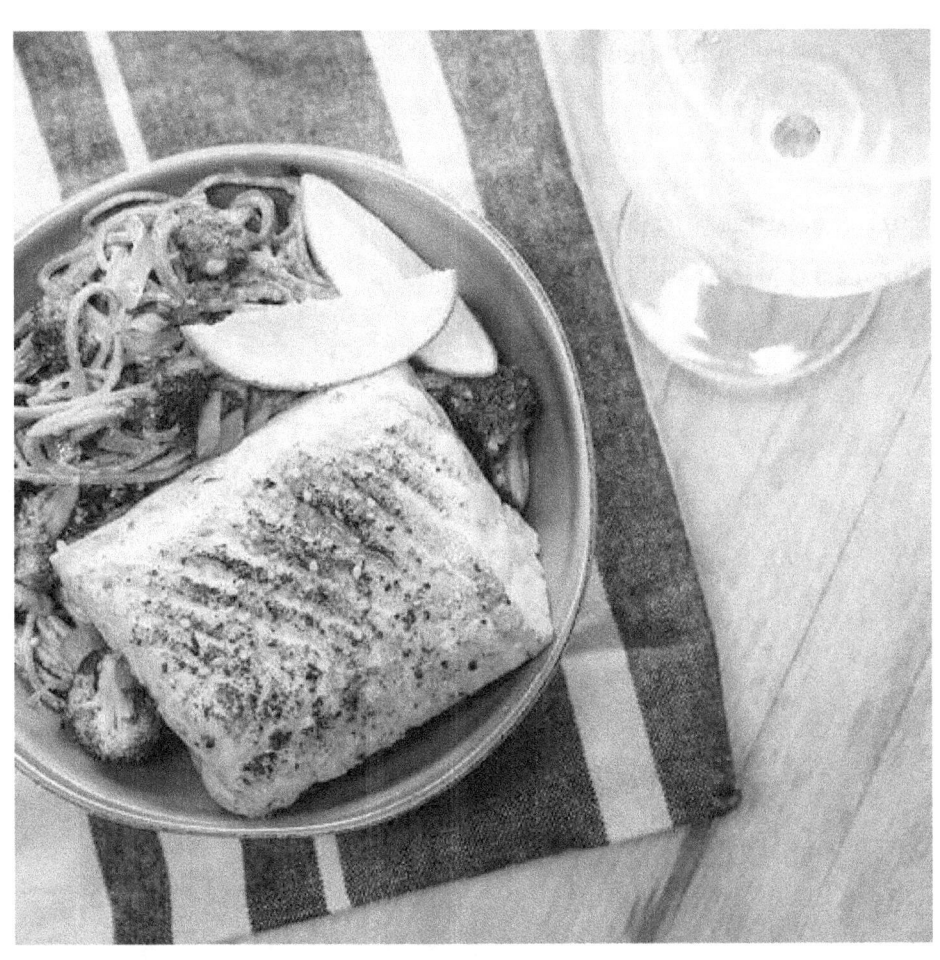

Sardinen Salat

Es ist ein reichhaltiger und nahrhafter Wintersalat, den Sie bald probieren müssen!

Vorbereitungszeit: 10 Minuten
Garzeit: 0 Minuten
Portionen: 1

Zutaten:

- 5 Unzen Sardinen in Dosen in Öl
- 1 Esslöffel Zitronensaft
- 1 kleine Gurke, gehackt
- ½ Esslöffel Senf
- Salz und schwarzer Pfeffer nach Geschmack

Richtungen:

1. Sardinen abtropfen lassen, in eine Schüssel geben und mit einer Gabel zerdrücken.
2. Salz, Pfeffer, Gurke, Zitronensaft und Senf hinzufügen, gut umrühren und kalt servieren.

Genießen!

Ernährung: Kalorien 200, Fett 20, Ballaststoffe 1, Kohlenhydrate 0, Protein 20

Italienische Muscheln Freude

Es ist eine besondere italienische Freude! Servieren Sie dieses fantastische Gericht Ihrer Familie!

Vorbereitungszeit: 10 Minuten
Garzeit: 10 Minuten
Portionen: 6

Zutaten:

- ½ Tasse Ghee
- 36 Muscheln, geschrubbt
- 1 Teelöffel rote Pfefferflocken, zerkleinert
- 1 Teelöffel Petersilie, gehackt
- 5 Knoblauchzehen, gehackt
- 1 Esslöffel Oregano, getrocknet
- 2 Tassen Weißwein

Richtungen:

1. Eine Pfanne mit dem Ghee bei mittlerer Hitze erhitzen, Knoblauch hinzufügen, umrühren und 1 Minute kochen lassen.
2. Petersilie, Oregano, Wein und Pfefferflocken hinzufügen und gut umrühren.
3. Muscheln hinzufügen, umrühren, abdecken und 10 Minuten kochen lassen.
4. Ungeöffnete Muscheln, Pfannenmuscheln und deren Mischung in Schalen geben und servieren.

Genießen!

Ernährung: Kalorien 224, Fett 15, Ballaststoffe 2, Kohlenhydrate 3, Protein 4

Orange glasierter Lachs

Sie müssen dies bald versuchen! Es ist ein köstliches Keto-Fisch-Rezept!

Vorbereitungszeit: 10 Minuten
Garzeit: 10 Minuten
Portionen: 2

Zutaten:

- 2 Zitronen, in Scheiben geschnitten
- 1 Pfund wilder Lachs, ohne Haut und gewürfelt
- ¼ Tasse Balsamico-Essig
- ¼ Tasse roter Orangensaft
- 1 Teelöffel Kokosöl
- 1/3 Tasse Orangenmarmelade, ohne Zuckerzusatz

Richtungen:
1. Bei mittlerer Hitze einen Topf erhitzen, Essig, Orangensaft und Marmelade hinzufügen, gut umrühren, 1 Minute köcheln lassen, Temperatur senken, kochen, bis er etwas dicker wird, und Hitze abnehmen.
2. Lachs- und Zitronenscheiben auf Spieße legen und auf einer Seite mit der Orangenglasur bestreichen.
3. Bürsten Sie Ihren Küchengrill mit Kokosöl und erhitzen Sie ihn bei mittlerer Hitze.
4. Legen Sie Lachs-Kebabs mit der glasierten Seite nach unten auf den Grill und kochen Sie sie 4 Minuten lang.
5. Kebabs umdrehen, mit dem Rest der Orangenglasur bestreichen und weitere 4 Minuten kochen lassen.
6. Sofort servieren.

Genießen!

Ernährung: Kalorien 160, Fett 3, Ballaststoffe 2, Kohlenhydrate 1, Protein 8

Köstliche Thunfisch-Chimichurri-Sauce

Wer würde dieses Keto-Gericht nicht lieben?

Vorbereitungszeit: 10 Minuten
Garzeit: 5 Minuten
Portionen: 4

Zutaten:

- ½ Tasse Koriander, gehackt
- 1/3 Tasse Olivenöl
- 2 Esslöffel Olivenöl
- 1 kleine rote Zwiebel, gehackt
- 3 Esslöffel Balsamico-Essig
- 2 Esslöffel Petersilie, gehackt
- 2 Esslöffel Basilikum, gehackt
- 1 Jalapenopfeffer, gehackt
- 1 Pfund Thunfischsteak in Sushi-Qualität
- Salz und schwarzer Pfeffer nach Geschmack
- 1 Teelöffel rote Pfefferflocken
- 1 Teelöffel Thymian, gehackt
- Eine Prise Cayennepfeffer
- 3 gehackte Knoblauchzehen

- 2 Avocados, entkernt, geschält und in Scheiben geschnitten
- 6 Unzen Rucola Baby

Richtungen:

1. In einer Schüssel 1/3 Tasse Öl mit Jalapeno, Essig, Zwiebel, Koriander, Basilikum, Knoblauch, Petersilie, Pfefferflocken, Thymian, Cayennepfeffer, Salz und Pfeffer mischen, gut verquirlen und vorerst beiseite stellen.
2. Eine Pfanne mit dem Rest des Öls bei mittlerer Hitze erhitzen, Thunfisch hinzufügen, mit Salz und Pfeffer würzen, auf jeder Seite 2 Minuten kochen, auf ein Schneidebrett geben, etwas abkühlen lassen und in Scheiben schneiden.
3. Mischen Sie Rucola mit der Hälfte der Chimichurri-Mischung, die Sie gemacht haben, und werfen Sie sie zum Überziehen.
4. Rucola auf Teller verteilen, mit Thunfischscheiben belegen, den Rest der Chimichurri-Sauce beträufeln und mit Avocado-Scheiben an der Seite servieren.

Genießen!

Ernährung: Kalorien 186, Fett 3, Faser 1, Kohlenhydrate 4, Protein 20

Lachsbisse und Chilisauce

Dies ist eine erstaunliche und super leckere Kombination!

Vorbereitungszeit: 10 Minuten
Garzeit: 15 Minuten
Portionen: 6

Zutaten:

- 1 und ¼ Tasse Kokosnuss, getrocknet und ungesüßt
- 1 Pfund Lachs, gewürfelt
- 1 Ei
- Salz und schwarzer Pfeffer
- 1 Esslöffel Wasser
- 1/3 Tasse Kokosmehl
- 3 Esslöffel Kokosöl

Für die Soße:

- ¼ Teelöffel Agar Agar
- 3 gehackte Knoblauchzehen
- ¾ Tasse Wasser
- 4 thailändische rote Chilis, gehackt
- ¼ Tasse Balsamico-Essig
- ½ Tasse Stevia

- Eine Prise Salz

Richtungen:
1. Mehl in einer Schüssel mit Salz und Pfeffer mischen und umrühren.
2. In einer anderen Schüssel Ei und 1 Esslöffel Wasser verquirlen.
3. Die Kokosnuss in eine dritte Schüssel geben.
4. Tauchen Sie Lachswürfel in Mehl, Ei und dann in Kokosnuss und legen Sie sie auf einen Teller.
5. Eine Pfanne mit dem Kokosöl bei mittlerer Hitze erhitzen, Lachsbisse hinzufügen, auf jeder Seite 3 Minuten kochen und auf Papiertücher legen.
6. Eine Pfanne mit ¾ Tasse Wasser bei starker Hitze erhitzen, Agar-Agar darüber streuen und zum Kochen bringen.
7. 3 Minuten kochen lassen und Hitze abnehmen.
8. Mischen Sie in Ihrem Mixer Knoblauch mit Chilis, Essig, Stevia und einer Prise Salz und mischen Sie gut.
9. Übertragen Sie diese in eine kleine Pfanne und erhitzen Sie sie bei mittlerer Hitze.
10. Rühren, Agarmischung hinzufügen und 3 Minuten kochen lassen.
11. Servieren Sie Ihre Lachsbissen mit Chilisauce auf der Seite.

Genießen!

Ernährung: Kalorien 50, Fett 2, Ballaststoffe 0, Kohlenhydrate 4, Protein 2

Irische Muscheln

Es ist eine ausgezeichnete Idee für Ihr Abendessen!

Vorbereitungszeit: 10 Minuten
Garzeit: 10 Minuten
Portionen: 4

Zutaten:

- 2 Pfund Muscheln, geschrubbt
- 3 Unzen Pancetta
- 1 Esslöffel Olivenöl
- 3 Esslöffel Ghee
- 2 gehackte Knoblauchzehen
- 1 Flasche Apfelwein
- Salz und schwarzer Pfeffer nach Geschmack
- Saft von ½ Zitrone
- 1 kleiner grüner Apfel, gehackt
- 2 Thymianquellen, gehackt

Richtungen:

1. Eine Pfanne mit dem Öl bei mittlerer Hitze erhitzen, Pancetta hinzufügen, 3 Minuten bräunen und die Temperatur auf mittel reduzieren.
2. Ghee, Knoblauch, Salz, Pfeffer und Schalotte hinzufügen, umrühren und 3 Minuten kochen lassen.
3. Erhöhen Sie die Hitze erneut, fügen Sie Apfelwein hinzu, rühren Sie gut um und kochen Sie 1 Minute lang.
4. Muscheln und Thymian hinzufügen, Pfanne abdecken und 5 Minuten köcheln lassen.
5. Ungeöffnete Muscheln wegwerfen, Zitronensaft und Apfelstücke hinzufügen, umrühren und in Schalen teilen.
6. Heiß servieren.

Genießen!

Ernährung: Kalorien 100, Fett 2, Ballaststoffe 1, Kohlenhydrate 1, Protein 20

Gebratene Jakobsmuscheln und geröstete Trauben

Ein besonderer Anlass erfordert ein besonderes Gericht! Probieren Sie diese Keto-Jakobsmuscheln!

Vorbereitungszeit: 5 Minuten
Garzeit: 10 Minuten
Portionen: 4

Zutaten:

- 1 Pfund Jakobsmuscheln
- 3 Esslöffel Olivenöl
- 1 Schalotte, gehackt
- 3 gehackte Knoblauchzehen
- 2 Tassen Spinat
- 1 Tasse Hühnerbrühe
- 1 Romanesco Salatkopf
- 1 und ½ Tassen rote Trauben, halbiert
- ¼ Tasse Walnüsse, geröstet und gehackt
- 1 Esslöffel Ghee
- Salz und schwarzer Pfeffer nach Geschmack

Richtungen:

1. Romanesco in die Küchenmaschine geben, mischen und in eine Schüssel geben.
2. Eine Pfanne mit 2 EL Öl bei mittlerer Hitze erhitzen, Schalotte und Knoblauch hinzufügen, umrühren und 1 Minute kochen lassen.
3. Romanesco, Spinat und 1 Tasse Brühe hinzufügen, umrühren, 3 Minuten kochen lassen, mit einem Stabmixer mischen und die Hitze abnehmen.
4. Eine weitere Pfanne mit 1 Esslöffel Öl und Ghee bei mittlerer Hitze erhitzen, Jakobsmuscheln hinzufügen, mit Salz und Pfeffer würzen, 2 Minuten kochen lassen, umdrehen und weitere 1 Minute anbraten.
5. Romanesco-Mix auf Teller verteilen, Jakobsmuscheln dazugeben, mit Walnüssen und Trauben belegen und servieren.

Genießen!

Ernährung: Kalorien 300, Fett 12, Ballaststoffe 2, Kohlenhydrate 6, Protein 20

Austern und Pico De Gallo

Es ist aromatisiert und sehr lecker!

Vorbereitungszeit: 10 Minuten
Garzeit: 10 Minuten
Portionen: 6

Zutaten:

- 18 Austern, geschrubbt
- Eine Handvoll Koriander, gehackt
- 2 Tomaten, gehackt
- 1 Jalapenopfeffer, gehackt
- ¼ Tasse rote Zwiebel, fein gehackt
- Salz und schwarzer Pfeffer nach Geschmack
- ½ Tasse Monterey Jack Käse, zerkleinert
- 2 Limetten, in Keile geschnitten
- Saft aus 1 Limette

Richtungen:

1. In einer Schüssel Zwiebel mit Jalapeno, Koriander, Tomaten, Salz, Pfeffer und Limettensaft mischen und gut umrühren.
2. Legen Sie die Austern bei mittlerer Hitze auf den vorgeheizten Grill, decken Sie den Grill ab und kochen Sie sie 7 Minuten lang, bis sie sich öffnen.
3. Geöffnete Austern in eine hitzebeständige Schüssel geben und ungeöffnete wegwerfen.
4. Die Austern mit Käse belegen und 1 Minute in den vorgeheizten Broiler geben.
5. Die Austern auf einer Platte anrichten, jeweils mit der zuvor hergestellten Tomatenmischung belegen und mit Limettenschnitzen an der Seite servieren.

Genießen!

Ernährung: Kalorien 70, Fett 2, Faser 0, Kohlenhydrate 1, Protein 1

Gegrillter Tintenfisch und leckeres Guacamole

Der Tintenfisch passt perfekt zu der leckeren Guacamole!

Vorbereitungszeit: 10 Minuten
Garzeit: 10 Minuten
Portionen: 2

Zutaten:

- 2 mittlere Tintenfische, Tentakeln getrennt und Röhren in Längsrichtung geritzt
- Ein Spritzer Olivenöl
- Saft aus 1 Limette
- Salz und schwarzer Pfeffer nach Geschmack

Für die Guacamole:

- 2 Avocados, entkernt, geschält und gehackt
- Einige gehackte Korianderquellen
- 2 rote Chilis, gehackt
- 1 Tomate, gehackt
- 1 rote Zwiebel, gehackt
- Saft aus 2 Limetten

Richtungen:
1. Tintenfisch und Tintenfischtentakeln mit Salz, Pfeffer würzen, etwas Olivenöl beträufeln und gut einmassieren.
2. Auf den vorgeheizten Grill legen und bei mittlerer Hitze mit der Seite nach unten 2 Minuten kochen lassen.
3. Nochmals 2 Minuten kochen und in eine Schüssel geben.
4. Fügen Sie Saft von 1 Limette hinzu, werfen Sie, um zu beschichten und warm zu halten.
5. Die Avocado in eine Schüssel geben und mit einer Gabel zerdrücken.
6. Koriander, Chilis, Tomaten, Zwiebeln und Saft aus 2 Limetten hinzufügen und alles gut umrühren.
7. Tintenfisch auf Teller verteilen, mit Guacamole belegen und servieren.

Genießen!

Ernährung: Kalorien 500, Fett 43, Ballaststoffe 6, Kohlenhydrate 7, Protein 20

Shrimps und Blumenkohl Delight

Es sieht gut aus und schmeckt fantastisch!

Vorbereitungszeit: 10 Minuten
Garzeit: 15 Minuten
Portionen: 2

Zutaten:

- 1 Esslöffel Ghee
- 1 Blumenkohlkopf, Blütchen getrennt
- 1 Pfund Garnelen, geschält und entdarmt
- ¼ Tasse Kokosmilch
- 8 Unzen Pilze, grob gehackt
- Eine Prise rote Pfefferflocken
- Salz und schwarzer Pfeffer nach Geschmack
- 2 gehackte Knoblauchzehen
- 4 Speckscheiben
- ½ Tasse Rinderbrühe
- 1 Esslöffel Petersilie, fein gehackt
- 1 Esslöffel Schnittlauch, gehackt

Richtungen:

1. Eine Pfanne bei mittlerer Hitze erhitzen, Speck hinzufügen, knusprig kochen, auf Papiertücher legen und beiseite stellen.
2. Eine weitere Pfanne mit 1 Esslöffel Speckfett bei mittlerer Hitze erhitzen, Garnelen hinzufügen, auf jeder Seite 2 Minuten kochen lassen und in eine Schüssel geben.
3. Die Pfanne bei mittlerer Hitze erneut erhitzen, Pilze hinzufügen, umrühren und 3-4 Minuten kochen lassen.
4. Knoblauch und Pfefferflocken hinzufügen, umrühren und 1 Minute kochen lassen.
5. Rinderbrühe, Salz, Pfeffer hinzufügen und die Garnelen ebenfalls in die Pfanne geben.
6. Rühren, kochen, bis alles etwas dicker wird, Hitze abnehmen und warm halten.
7. In der Zwischenzeit Blumenkohl in die Küchenmaschine geben und fein hacken.
8. Bei mittlerer Hitze in eine erhitzte Pfanne geben, umrühren und 5 Minuten kochen lassen.
9. Ghee und Butter hinzufügen, umrühren und mit einem Stabmixer mischen.
10. Nach Belieben Salz und Pfeffer hinzufügen, umrühren und in Schalen teilen.

11. Mit Garnelenmischung belegen und mit Petersilie und Schnittlauch bestreuen.

Genießen!

Ernährung: Kalorien 245, Fett 7, Ballaststoffe 4, Kohlenhydrate 6, Protein 20

Mit Garnelen gefüllter Lachs

Es wird bald eines Ihrer Lieblings-Keto-Rezepte!

Vorbereitungszeit: 10 Minuten
Garzeit: 25 Minuten
Portionen: 2

Zutaten:

- 2 Lachsfilets
- Ein Spritzer Olivenöl
- 5 Unzen Tigergarnelen, geschält, entdarmt und gehackt
- 6 gehackte Pilze
- 3 grüne Zwiebeln, gehackt
- 2 Tassen Spinat
- ¼ Tasse Macadamianüsse, geröstet und gehackt
- Salz und schwarzer Pfeffer nach Geschmack
- Eine Prise Muskatnuss
- ¼ Tasse Mayonnaise

Richtungen:

1. Eine Pfanne mit dem Öl bei mittlerer Hitze erhitzen, Pilze, Zwiebeln, Salz und Pfeffer hinzufügen, umrühren und 4 Minuten kochen lassen.

2. Macadamianüsse hinzufügen, umrühren und 2 Minuten kochen lassen.
3. Spinat hinzufügen, umrühren und 1 Minute kochen lassen.
4. Garnelen hinzufügen, umrühren und 1 Minute kochen lassen.
5. Hitze abnehmen, einige Minuten ruhen lassen, Mayo und Muskatnuss hinzufügen und gut umrühren.
6. Machen Sie in jedem Lachsfilet einen Längsschnitt, streuen Sie Salz und Pfeffer darüber, teilen Sie die Spinat-Garnelen-Mischung in Schnitte und legen Sie sie auf eine Arbeitsfläche.
7. Erhitzen Sie eine Pfanne mit einem Spritzer Öl bei mittlerer Hitze, fügen Sie gefüllten Lachs mit der Haut nach unten hinzu, kochen Sie 1 Minute lang, reduzieren Sie die Temperatur, decken Sie die Pfanne ab und kochen Sie 8 Minuten lang.
8. 3 Minuten braten, auf Teller verteilen und servieren.

Genießen!

Ernährung: Kalorien 430, Fett 30, Faser 3, Kohlenhydrate 7, Protein 50

Senf glasierter Lachs

Dies ist eines unserer Lieblingsgerichte für Keto-Lachs! Du wirst das gleiche fühlen!

Vorbereitungszeit: 10 Minuten
Garzeit: 20 Minuten
Portionen: 1

Zutaten:

- 1 großes Lachsfilet
- Salz und schwarzer Pfeffer nach Geschmack
- 2 Esslöffel Senf
- 1 Esslöffel Kokosöl
- 1 Esslöffel Ahorn-Extrakt

Richtungen:

1. In einer Schüssel Ahorn-Extrakt mit Senf mischen und gut verquirlen.
2. Lachs mit Salz und Pfeffer würzen und Lachs mit der Hälfte der Senfmischung bestreichen
3. Eine Pfanne mit dem Öl bei mittlerer Hitze erhitzen, das Lachsfleisch mit der Seite nach unten legen und 5 Minuten kochen lassen.
4. Den Lachs mit dem Rest der Senfmischung bestreichen, in eine Auflaufform geben, bei 425 Grad Celsius in den Ofen geben und 15 Minuten backen.
5. Mit einem leckeren Beilagensalat servieren.

Genießen!

Ernährung: Kalorien 240, Fett 7, Ballaststoffe 1, Kohlenhydrate 5, Protein 23

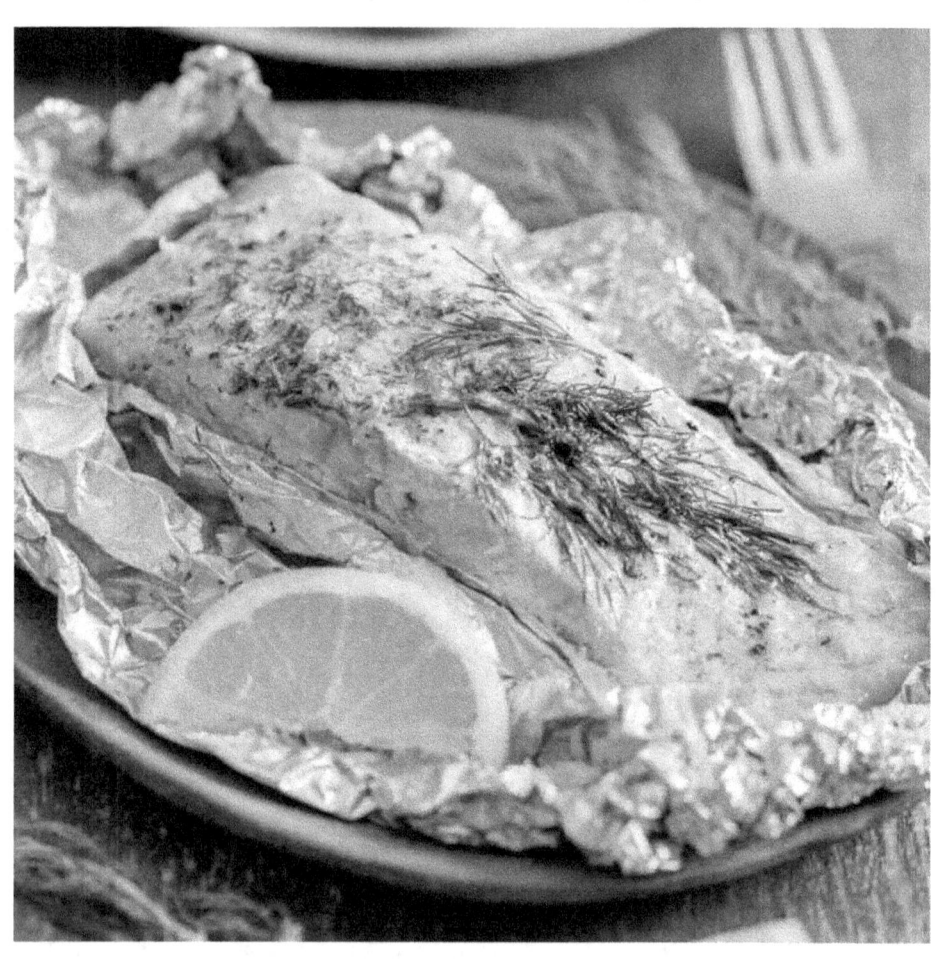

Unglaubliche Lachsschale

Sie werden dies immer und immer wieder machen!

Vorbereitungszeit: 10 Minuten
Garzeit: 15 Minuten
Portionen: 4

Zutaten:

- 3 Tassen Eiswasser
- 2 Teelöffel Sriracha-Sauce
- 4 Teelöffel Stevia
- 3 Frühlingszwiebeln, gehackt
- Salz und schwarzer Pfeffer nach Geschmack
- 2 Teelöffel Leinsamenöl
- 4 Teelöffel Apfelessig
- 3 Teelöffel Avocadoöl
- 4 mittelgroße Lachsfilets
- 4 Tassen Rucola Baby
- 2 Tassen Kohl, fein gehackt
- 1 und ½ Teelöffel jamaikanisches Ruckgewürz
- ¼ Tasse Pepitas, geröstet
- 2 Tassen Wassermelonenrettich, julienned

Richtungen:

1. Eiswasser in eine Schüssel geben, Frühlingszwiebeln hinzufügen und beiseite stellen.
2. In einer anderen Schüssel Sriracha-Sauce mit Stevia mischen und gut umrühren.
3. 2 Teelöffel dieser Mischung in eine Schüssel geben und mit der Hälfte des Avocadoöls, Leinsamenöls, Essigs, Salzes und Pfeffers mischen und gut verquirlen.
4. Mit Ruckgewürz über den Lachs streuen, mit Sriracha und Stevia-Mischung einreiben und mit Salz und Pfeffer würzen.
5. Eine Pfanne mit dem Rest des Avocadoöls bei mittlerer Hitze erhitzen, Lachs mit der Fleischseite nach unten hinzufügen, 4 Minuten kochen lassen, umdrehen und weitere 4 Minuten kochen lassen und zwischen den Tellern verteilen.

6. In einer Schüssel Radieschen mit Kohl und Rucola mischen.
7. Salz, Pfeffer, Sriracha und Essig mischen und gut verrühren.
8. Fügen Sie dies neben Lachsfilets hinzu, beträufeln Sie die restliche Sriracha- und Stevia-Sauce und geben Sie Pepitas und abgetropfte Frühlingszwiebeln darauf.

Genießen!

Ernährung: Kalorien 160, Fett 6, Faser 1, Kohlenhydrate 1, Protein 12

Jakobsmuscheln und Fenchelsauce

Es enthält viele gesunde Elemente und ist einfach herzustellen! Probieren Sie es aus, wenn Sie eine Ketodiät haben!

Vorbereitungszeit: 10 Minuten
Garzeit: 10 Minuten
Portionen: 2

Zutaten:

- 6 Jakobsmuscheln
- 1 Fenchel, geschnitten, Blätter gehackt und Zwiebeln in Keile geschnitten
- Saft von ½ Limette
- 1 Limette in Keile schneiden
- Schale von 1 Limette
- 1 Eigelb
- 3 Esslöffel Ghee, geschmolzen und erhitzt
- ½ Esslöffel Olivenöl
- Salz und schwarzer Pfeffer nach Geschmack

Richtungen:

1. Jakobsmuscheln mit Salz und Pfeffer würzen, in eine Schüssel geben und mit der Hälfte des Limettensafts und der Hälfte der Schale mischen und zum Überziehen werfen.
2. In einer Schüssel Eigelb mit etwas Salz und Pfeffer, dem Rest des Limettensafts und dem Rest der Limettenschale mischen und gut verquirlen.
3. Fügen Sie geschmolzenes Ghee hinzu und rühren Sie sehr gut um.
4. Fügen Sie auch Fenchelblätter hinzu und rühren Sie um.
5. Fenchelschnitze mit Öl bestreichen, bei mittlerer Hitze auf den beheizten Grill legen, 2 Minuten kochen lassen, umdrehen und weitere 2 Minuten kochen lassen.
6. Jakobsmuscheln auf den Grill geben, 2 Minuten kochen lassen, umdrehen und weitere 2 Minuten kochen lassen.
7. Fenchel und Jakobsmuscheln auf Teller verteilen, Fenchel und Ghee mischen und mit Limettenschnitzen an der Seite servieren.

Genießen!

Ernährung: Kalorien 400, Fett 24, Ballaststoffe 4, Kohlenhydrate 12, Protein 25

Lachs-Zitronen-Relish

Genießen Sie einen langsam gekochten Lachs und ein köstliches Relish!

Vorbereitungszeit: 10 Minuten
Garzeit: 1 Stunde
Portionen: 2

Zutaten:

- 2 mittelgroße Lachsfilets
- Salz und schwarzer Pfeffer nach Geschmack
- Ein Spritzer Olivenöl
- 1 Schalotte, gehackt
- 1 Esslöffel Zitronensaft
- 1 große Zitrone
- ¼ Tasse Olivenöl
- 2 Esslöffel Petersilie, fein gehackt

Richtungen:

1. Lachsfilets mit etwas Olivenöl bestreichen, mit Salz und Pfeffer bestreuen, auf ein ausgekleidetes Backblech legen, bei 400 Grad in den Ofen geben und 1 Stunde backen.
2. In der Zwischenzeit die Schalotte in eine Schüssel geben, 1 Esslöffel Zitronensaft, Salz und Pfeffer hinzufügen, umrühren und 10 Minuten ruhen lassen.
3. Schneiden Sie die ganze Zitrone in Keile und dann sehr dünn.
4. Fügen Sie dies Schalotten hinzu, fügen Sie auch Petersilie und ¼ Tasse Olivenöl hinzu und rühren Sie alles um.
5. Nehmen Sie den Lachs aus dem Ofen, brechen Sie ihn in mittelgroße Stücke und servieren Sie ihn mit dem Zitronenrelish auf der Seite.

Genießen!

Ernährung: Kalorien 200, Fett 10, Ballaststoffe 1, Kohlenhydrate 5, Protein 20

Muschelsuppe

Ach du lieber Gott! Das ist so gut!

Vorbereitungszeit: 10 Minuten
Garzeit: 15 Minuten
Portionen: 6

Zutaten:

- 2 Pfund Muscheln
- 28 Unzen Tomatenkonserven, zerkleinert
- 28 Unzen Tomatenkonserven, gehackt
- 2 Tasse Hühnerbrühe
- 1 Teelöffel rote Pfefferflocken, zerkleinert
- 3 gehackte Knoblauchzehen
- 1 Handvoll Petersilie, gehackt
- 1 gelbe Zwiebel, gehackt
- Salz und schwarzer Pfeffer nach Geschmack
- 1 Esslöffel Olivenöl

Richtungen:
1. Einen holländischen Ofen mit dem Öl bei mittlerer Hitze erhitzen, Zwiebel hinzufügen, umrühren und 3 Minuten kochen lassen.
2. Knoblauch und Paprikaflocken hinzufügen, umrühren und 1 Minute kochen lassen.
3. Zerkleinerte und gehackte Tomaten hinzufügen und umrühren.
4. Hühnerbrühe, Salz und Pfeffer hinzufügen, umrühren und zum Kochen bringen.
5. Fügen Sie gespülte Muscheln, Salz und Pfeffer hinzu, kochen Sie bis sie sich öffnen, werfen Sie ungeöffnete weg und mischen Sie mit Petersilie.
6. Rühren, in Schalen teilen und servieren.

Genießen!

Ernährung: Kalorien 250, Fett 3, Ballaststoffe 3, Kohlenhydrate 2, Protein 8

Schwertfisch und Mango Salsa

Die Mangosalsa ist göttlich! Servieren Sie es einfach mit dem Schwertfisch!

Vorbereitungszeit: 10 Minuten
Garzeit: 6 Minuten
Portionen: 2

Zutaten:

- 2 mittelgroße Schwertfischsteaks
- Salz und schwarzer Pfeffer nach Geschmack
- 2 Teelöffel Avocadoöl
- 1 Esslöffel Koriander, gehackt
- 1 Mango, gehackt
- 1 Avocado, entkernt, geschält und gehackt
- Eine Prise Kreuzkümmel
- Eine Prise Zwiebelpulver
- Eine Prise Knoblauchpulver
- 1 Orange, geschält und in Scheiben geschnitten
- ½ Balsamico-Essig

Richtungen:

1. Fischsteaks mit Salz, Pfeffer, Knoblauchpulver, Zwiebelpulver und Kreuzkümmel würzen.
2. Eine Pfanne mit der Hälfte des Öls bei mittlerer Hitze erhitzen, Fischsteaks hinzufügen und auf jeder Seite 3 Minuten kochen lassen.
3. In einer Schüssel Avocado mit Mango, Koriander, Balsamico-Essig, Salz, Pfeffer und dem Rest des Öls mischen und gut umrühren.
4. Den Fisch auf Teller verteilen, mit Mangosalsa belegen und mit Orangenscheiben an der Seite servieren.

Genießen!

Ernährung: Kalorien 160, Fett 3, Ballaststoffe 2, Kohlenhydrate 4, Protein 8

Leckere Sushi-Schüssel

Es ist ein leckeres Rezept voller großartiger Zutaten!

Vorbereitungszeit: 10 Minuten
Garzeit: 7 Minuten
Portionen: 4

Zutaten:

- 1 Ahi Thunfischsteak
- 2 Esslöffel Kokosöl
- 1 Blumenkohlkopf, Blütchen getrennt
- 2 Esslöffel Frühlingszwiebeln, gehackt
- 1 Avocado, entkernt, geschält und gehackt
- 1 Gurke, gerieben
- 1 Noriblatt, zerrissen
- Einige Nelken sprießen

Für das Salatdressing:

- 1 Esslöffel Sesamöl
- 2 Esslöffel Kokosaminos
- 1 Esslöffel Apfelessig
- Eine Prise Salz
- 1 Teelöffel Stevia

Richtungen:
1. Geben Sie Blumenkohlröschen in Ihre Küchenmaschine und mischen Sie, bis Sie einen Blumenkohlreis erhalten.
2. Etwas Wasser in einen Topf geben, einen Dampfkorb hineinlegen, Blumenkohlreis hinzufügen, bei mittlerer Hitze zum Kochen bringen, abdecken, einige Minuten dämpfen, abtropfen lassen und „Reis" in eine Schüssel geben.
3. Eine Pfanne mit dem Kokosöl bei mittlerer Hitze erhitzen, Thunfisch hinzufügen, auf jeder Seite 1 Minute kochen lassen und auf ein Schneidebrett geben.
4. Blumenkohlreis in Schalen teilen, mit Nori-Stücken, Nelkensprossen, Gurken, Frühlingszwiebeln und Avocado belegen.
5. In einer Schüssel Sesamöl mit Essig, Kokos-Aminosäuren, Salz und Stevia mischen und gut verquirlen.
6. Mit Blumenkohlreis und gemischtem Gemüse beträufeln, mit Thunfischstücken belegen und servieren.

Genießen!

Ernährung: Kalorien 300, Fett 12, Ballaststoffe 6, Kohlenhydrate 6, Protein 15

Leckerer gegrillter Schwertfisch

Sie müssen kein erfahrener Koch sein, um dieses leckere Keto-Gericht zuzubereiten!

Vorbereitungszeit: 3 Stunden und 10 Minuten
Garzeit: 10 Minuten
Portionen: 4

Zutaten:

- 1 Esslöffel Petersilie, gehackt
- 1 Zitrone, in Keile geschnitten
- 4 Schwertfischsteaks
- 3 gehackte Knoblauchzehen
- 1/3 Tasse Hühnerbrühe
- 3 Esslöffel Olivenöl
- ¼ Tasse Zitronensaft
- Salz und schwarzer Pfeffer nach Geschmack
- ½ Teelöffel Rosmarin, getrocknet
- ½ Teelöffel Salbei, getrocknet
- ½ Teelöffel Majoran, getrocknet

Richtungen:

1. In einer Schüssel Hühnerbrühe mit Knoblauch, Zitronensaft, Olivenöl, Salz, Pfeffer, Salbei, Majoran und Rosmarin mischen und gut verquirlen.
2. Fügen Sie Schwertfischsteaks hinzu, werfen Sie sie zum Überziehen und bewahren Sie sie 3 Stunden lang im Kühlschrank auf.
3. Marinierte Fischsteaks bei mittlerer Hitze auf den vorgeheizten Grill legen und auf jeder Seite 5 Minuten kochen lassen.
4. Auf Tellern anrichten, Petersilie darüber streuen und mit Zitronenschnitzen an der Seite servieren.

Genießen!

Ernährung: Kalorien 136, Fett 5, Faser 0, Kohlenhydrate 1, Protein 20

Ketogene Geflügelrezepte

Leckere Hühnernuggets

Dies ist perfekt für ein freundliches Essen!

Vorbereitungszeit: 10 Minuten
Garzeit: 15 Minuten
Portionen: 2

Zutaten:

- ½ Tasse Kokosmehl
- 1 Ei
- 2 Esslöffel Knoblauchpulver
- 2 Hähnchenbrust, gewürfelt
- Salz und schwarzer Pfeffer nach Geschmack
- ½ Tasse Ghee

Richtungen:

1. In einer Schüssel Knoblauchpulver mit Kokosmehl, Salz und Pfeffer mischen und umrühren.
2. In einer anderen Schüssel das Ei gut verquirlen.
3. Hähnchenbrustwürfel in Eimischung und dann in Mehlmischung tauchen.
4. Erhitzen Sie eine Pfanne mit dem Ghee bei mittlerer Hitze, lassen Sie Hühnernuggets fallen und kochen Sie sie auf jeder Seite 5 Minuten lang.

5. Auf Papiertücher legen, Fett abtropfen lassen und mit etwas leckerem Ketchup servieren.

Genießen!

Ernährung: Kalorien 60, Fett 3, Ballaststoffe 0,2, Kohlenhydrate 3, Protein 4

Chicken Wings und leckeres Minz-Chutney

Es ist so frisch und lecker!

Vorbereitungszeit: 20 Minuten
Garzeit: 25 Minuten
Portionen: 6

Zutaten:

- 18 Hühnerflügel, halbiert
- 1 Esslöffel Kurkuma
- 1 Esslöffel Kreuzkümmel, gemahlen
- 1 Esslöffel Ingwer, gerieben
- 1 Esslöffel Koriander, gemahlen
- 1 Esslöffel Paprika
- Eine Prise Cayennepfeffer
- Salz und schwarzer Pfeffer nach Geschmack
- 2 Esslöffel Olivenöl

Für das Chutney:

- Saft von ½ Limette
- 1 Tasse Minzblätter
- 1 kleines Ingwerstück, gehackt
- ¾ Tasse Koriander

- 1 Esslöffel Olivenöl
- 1 Esslöffel Wasser
- Salz und schwarzer Pfeffer nach Geschmack
- 1 Serrano-Pfeffer

Richtungen:

1. In einer Schüssel 1 Esslöffel Ingwer mit Kreuzkümmel, Koriander, Paprika, Kurkuma, Salz, Pfeffer, Cayennepfeffer und 2 Esslöffel Öl mischen und gut umrühren.
2. Fügen Sie Hühnerflügelstücke zu dieser Mischung hinzu, werfen Sie sie gut um und bewahren Sie sie 20 Minuten lang im Kühlschrank auf.
3. Erhitzen Sie Ihren Grill bei starker Hitze, fügen Sie marinierte Flügel hinzu, kochen Sie sie 25 Minuten lang, drehen Sie sie von Zeit zu Zeit und geben Sie sie in eine Schüssel.

4. Mischen Sie in Ihrem Mixer Minze mit Koriander, 1 kleinen Ingwerstücken, Saft aus ½ Limette, 1 Esslöffel Olivenöl, Salz, Pfeffer, Wasser und Serrano-Pfeffer und mischen Sie sehr gut.
5. Servieren Sie Ihre Hühnerflügel mit dieser Sauce auf der Seite.

Genießen!

Ernährung: Kalorien 100, Fett 5, Ballaststoffe 1, Kohlenhydrate 1, Protein 9

Hühnerfleischbällchen

Beeilen Sie sich und machen Sie diese erstaunlichen Fleischbällchen heute!

Vorbereitungszeit: 10 Minuten
Garzeit: 15 Minuten
Portionen: 3

Zutaten:

- 1 Pfund Hühnerfleisch, gemahlen
- Salz und schwarzer Pfeffer nach Geschmack
- 2 Esslöffel Ranch Dressing
- ½ Tasse Mandelmehl
- ¼ Tasse Cheddar-Käse, gerieben
- 1 Esslöffel trockenes Ranchgewürz
- ¼ Tasse scharfe Sauce + noch etwas zum Servieren
- 1 Ei

Richtungen:

1. In einer Schüssel Hühnerfleisch mit Salz, Pfeffer, Ranch Dressing, Mehl, trockenem Ranchgewürz, Cheddar-Käse, scharfer Sauce und dem Ei mischen und sehr gut umrühren.
2. Formen Sie 9 Fleischbällchen, legen Sie sie alle auf ein ausgekleidetes Backblech und backen Sie sie 15 Minuten lang bei 500 Grad Fahrenheit.
3. Hähnchenfleischbällchen mit scharfer Soße dazu servieren.

Genießen!

Ernährung: Kalorien 156, Fett 11, Faser 1, Kohlenhydrate 2, Protein 12

Leckere gegrillte Hühnerflügel

Sie werden diese in kürzester Zeit erledigen lassen und sie werden wunderbar schmecken!

Vorbereitungszeit: 2 Stunden und 10 Minuten
Garzeit: 15 Minuten
Portionen: 5

Zutaten:

- 2 Pfund Flügel
- Saft aus 1 Limette
- 1 Handvoll Koriander, gehackt
- 2 gehackte Knoblauchzehen
- 1 Jalapenopfeffer, gehackt
- 3 Esslöffel Kokosöl
- Salz und schwarzer Pfeffer nach Geschmack
- Limettenschnitze zum Servieren
- Ranch Dip zum Servieren

Richtungen:

1. In einer Schüssel Limettensaft mit Koriander, Knoblauch, Jalapeno, Kokosöl, Salz und Pfeffer mischen und gut verquirlen.
2. Fügen Sie Hühnerflügel hinzu, werfen Sie sie zum Überziehen und bewahren Sie sie 2 Stunden lang im Kühlschrank auf.
3. Legen Sie die Hühnerflügel bei mittlerer Hitze auf Ihren vorgeheizten Grill und kochen Sie sie auf jeder Seite 7 Minuten lang.
4. Servieren Sie diese erstaunlichen Hühnerflügel mit Ranch und Limettenschnitzen an der Seite.

Genießen!

Ernährung: Kalorien 132, Fett 5, Ballaststoffe 1, Kohlenhydrate 4, Protein 12

Einfach gebackenes Huhn

Es ist ein sehr einfaches Keto-Hühnchen-Rezept!

Vorbereitungszeit: 10 Minuten

Garzeit: 20 Minuten

Portionen: 4

Zutaten:

- 4 Speckstreifen
- 4 Hähnchenbrust
- 3 grüne Zwiebeln, gehackt
- 4 Unzen Ranch Dressing
- 1 Unze Kokosaminos
- 2 Esslöffel Kokosöl
- 4 Unzen Cheddar-Käse, gerieben

Richtungen:

1. Eine Pfanne mit dem Öl bei starker Hitze erhitzen, Hähnchenbrust hinzufügen, 7 Minuten kochen lassen, umdrehen und weitere 7 Minuten kochen lassen.
2. In der Zwischenzeit eine weitere Pfanne bei mittlerer Hitze erhitzen, Speck hinzufügen, knusprig kochen, auf Papiertücher legen, Fett abtropfen lassen und zerbröckeln.
3. Hähnchenbrust in eine Auflaufform geben, Kokos-Aminosäuren, Speck, Käse und Frühlingszwiebeln darüber geben, in den Ofen geben, auf den Grill stellen und weitere 5 Minuten bei hoher Temperatur kochen.
4. Auf Teller verteilen und heiß servieren.

Genießen!

Ernährung: Kalorien 450, Fett 24, Ballaststoffe 0, Kohlenhydrate 3, Protein 60

Spezielles italienisches Huhn

Dies ist ein italienisches Keto-Gericht, das wir sehr schätzen!

Vorbereitungszeit: 10 Minuten
Garzeit: 20 Minuten
Portionen: 4

Zutaten:

- ¼ Tasse Olivenöl
- 1 rote Zwiebel, gehackt
- 4 Hähnchenbrust, ohne Haut und ohne Knochen
- 4 gehackte Knoblauchzehen
- Salz und schwarzer Pfeffer nach Geschmack
- ½ Tasse italienische Oliven, entkernt und gehackt
- 4 gehackte Sardellenfilets
- 1 Esslöffel Kapern, gehackt
- 1 Pfund Tomaten, gehackt
- ½ Teelöffel rote Chiliflocken

Richtungen:

1. Hähnchen mit Salz und Pfeffer würzen und mit der Hälfte des Öls einreiben.
2. In eine Pfanne geben, die Sie bei hoher Temperatur erhitzt haben, 2 Minuten kochen lassen, umdrehen und weitere 2 Minuten kochen lassen.
3. Hähnchenbrust bei 450 Grad in den Ofen geben und 8 Minuten backen.
4. Nehmen Sie das Huhn aus dem Ofen und teilen Sie es auf die Teller.
5. Die gleiche Pfanne mit dem Rest des Öls bei mittlerer Hitze erhitzen, Kapern, Zwiebeln, Knoblauch, Oliven, Sardellen, Chiliflocken und Kapern hinzufügen, umrühren und 1 Minute kochen lassen.
6. Salz, Pfeffer und Tomaten hinzufügen, umrühren und weitere 2 Minuten kochen lassen.
7. Über Hähnchenbrust träufeln und servieren.

Genießen!

Ernährung: Kalorien 400, Fett 20, Ballaststoffe 1, Kohlenhydrate 2, Protein 7

Einfaches Zitronenhähnchen

Sie werden bald sehen, wie einfach dieses Keto-Rezept ist!

Vorbereitungszeit: 10 Minuten

Garzeit: 45 Minuten

Portionen: 6

Zutaten:

- 1 ganzes Huhn, in mittlere Stücke geschnitten
- Salz und schwarzer Pfeffer nach Geschmack
- Saft aus 2 Zitronen
- Schale von 2 Zitronen
- Zitronenschalen von 2 Zitronen

Richtungen:

1. Hähnchenstücke in eine Auflaufform geben, mit Salz und Pfeffer abschmecken und Zitronensaft beträufeln.
2. Gut umrühren, Zitronenschale und Zitronenschalen hinzufügen, bei 375 Grad Celsius in den Ofen geben und 45 Minuten backen.
3. Zitronenschalen wegwerfen, Hähnchen auf Teller verteilen, Sauce aus der Auflaufform darüber träufeln und servieren.

Genießen!

Ernährung: Kalorien 334, Fett 24, Faser 2, Kohlenhydrate 4,5, Protein 27

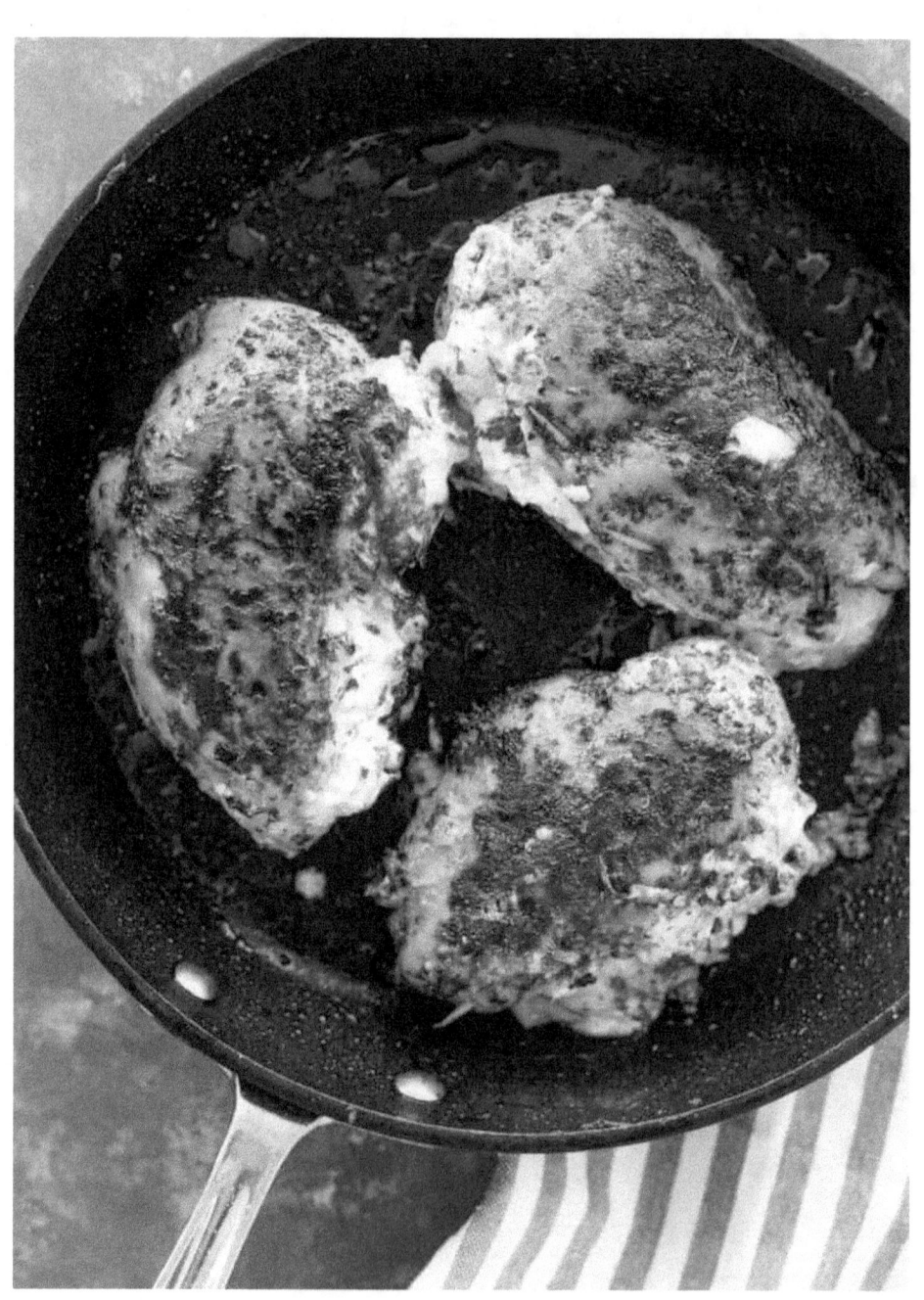

Gebratenes Huhn und Paprikasauce

Es ist sehr gesund und es wird eine großartige Idee für ein Abendessen sein!

Vorbereitungszeit: 10 Minuten
Garzeit: 20 Minuten
Portionen: 5

Zutaten:

- 1 Esslöffel Kokosöl
- 3 und ½ Pfund Hähnchenbrust
- 1 Tasse Hühnerbrühe
- 1 und ¼ Tasse gelbe Zwiebel, gehackt
- 1 Esslöffel Limettensaft
- ¼ Tasse Kokosmilch
- 2 Teelöffel Paprika
- 1 Teelöffel rote Pfefferflocken
- 2 Esslöffel Frühlingszwiebeln, gehackt
- Salz und schwarzer Pfeffer nach Geschmack

Richtungen:

1. Eine Pfanne mit dem Öl bei mittlerer Hitze erhitzen, Hühnchen hinzufügen, auf jeder Seite 2 Minuten kochen lassen, auf einen Teller geben und beiseite stellen.
2. Hitze auf mittleres Niveau reduzieren, Zwiebeln in die Pfanne geben und 4 Minuten kochen lassen.
3. Brühe, Kokosmilch, Pfefferflocken, Paprika, Limettensaft, Salz und Pfeffer hinzufügen und gut umrühren.
4. Das Huhn wieder in die Pfanne geben, mehr Salz und Pfeffer hinzufügen, die Pfanne abdecken und 15 Minuten kochen lassen.
5. Auf Teller verteilen und servieren.

Genießen!

Ernährung: Kalorien 140, Fett 4, Ballaststoffe 3, Kohlenhydrate 3, Protein 6

Ernährung: Kalorien 240, Fett 10, Ballaststoffe 2, Kohlenhydrate 5, Protein 20

Fazit

Dies ist wirklich ein lebensveränderndes Kochbuch. Es zeigt Ihnen alles, was Sie über die ketogene Ernährung wissen müssen, und hilft Ihnen beim Einstieg.

Sie kennen jetzt einige der besten und beliebtesten ketogenen Rezepte der Welt.

Wir haben für jeden Geschmack etwas dabei!

Also zögern Sie nicht zu viel und beginnen Sie Ihr neues Leben als Anhänger der ketogenen Diät!

Holen Sie sich diese spezielle Rezeptsammlung und beginnen Sie auf diese neue, aufregende und gesunde Weise zu kochen!

Viel Spaß und genießen Sie Ihre ketogene Ernährung!

www.ingramcontent.com/pod-product-compliance
Lightning Source LLC
Chambersburg PA
CBHW071823080526
44589CB00012B/896